매일 5분 뇌챙김 프로젝트

액티브 시니어 두뇌운동 포켓 퀴즈

건강한 내일을 위한 오늘의 작은 투자!
짧고, 쉽고, 가볍게 인지 자극을 시작해 봅시다!

"핸드폰을 어디에 뒀더라?"
"계획한 일을 자꾸 까먹어."
"대화하다 보면 단어가 생각이 안 나."
"걔 있잖아, 걔. 이름이 뭐더라."

요즘 들어 자꾸 하게 되는 말들은 아닌가요?
너무 쉽고 당연하게 여겼던 것들이 조금씩 어렵게 느껴지는 것은 우리의 인지 기능이 약화되고 있기 때문입니다.
간단한 암산, 암기, 읽기, 쓰기, 소리 내어 말하기 등 두뇌를 계속 자극해 주는 활동만으로도 뇌 건강을 지키고 집중력, 기억력, 수리력, 사고력 등을 유지, 향상시킬 수 있습니다.

이 책은 인지 자극에 도움이 되는 36가지의 다양한 유형의 200문제를 담은 퀴즈 북입니다.
건강한 내일을 위한 오늘의 작은 투자!
짧고, 쉽고, 가볍게 인지 자극을 시작해 봅시다!

CONTENTS & CHECK LIST

✔	번호	유형	✔	번호	유형
☐	001	네 글자 단어 만들기	☐	026	수 계산하고 사다리 타기로 정답 찾기
☐	002		☐	027	
☐	003		☐	028	
☐	004		☐	029	
☐	005		☐	030	
☐	006	수 계산하여 빈칸 채우기	☐	031	숨겨진 단어 찾기
☐	007		☐	032	
☐	008		☐	033	
☐	009		☐	034	
☐	010		☐	035	
☐	011	빈칸 채워 속담 완성하기	☐	036	블록과 도형의 색과 형태 판단하기
☐	012		☐	037	
☐	013		☐	038	
☐	014		☐	039	
☐	015		☐	040	
☐	016	같은 모양끼리 연결하기	☐	041	낱말 퍼즐 완성하기
☐	017		☐	042	
☐	018		☐	043	
☐	019		☐	044	
☐	020		☐	045	
☐	021	공통 첫음절 찾기	☐	046	규칙 적용하여 계산하기
☐	022		☐	047	
☐	023		☐	048	
☐	024		☐	049	
☐	025		☐	050	

매일 5분 두뇌운동 퀴즈를 풀고 체크하세요

✓	번호	유형	✓	번호	유형
	051	세글자 단어 끝말잇기		076	겹친 도형의 순서 추리하기
	052			077	
	053			078	
	054			079	
	055			080	
	056	도형의 전체 모습 추리하기		081	사자성어와 뜻 연결하기
	057			082	
	058			083	
	059			084	
	060			085	
	061	나눠진 속담 연결하기		086	연산식에서 도형의 값 추리하기
	062			087	
	063			088	
	064			089	
	065			090	
	066	원판 돌며 계산하기		091	같은 분류의 단어 찾기
	067			092	
	068			093	
	069			094	
	070			095	
	071	규칙에 따라 문장 완성하기		096	도형의 회전 판단하기
	072			097	
	073			098	
	074			099	
	075			100	

CONTENTS & CHECK LIST

✔	번호	유형	✔	번호	유형
☐	101	자음·모음 조합해서 단어 만들기	☐	126	격자에서 인접한 수 연산하기
☐	102		☐	127	
☐	103		☐	128	
☐	104		☐	129	
☐	105		☐	130	
☐	106	격자 안에서 수 계산하기	☐	131	순서에 맞게 찾기
☐	107		☐	132	
☐	108		☐	133	
☐	109		☐	134	
☐	110		☐	135	
☐	111	글자와 색깔 연결하기	☐	136	미로 찾기
☐	112		☐	137	
☐	113		☐	138	
☐	114		☐	139	
☐	115		☐	140	
☐	116	도형의 원래 모습 추리하기	☐	141	네 글자 단어 만들기
☐	117		☐	142	
☐	118		☐	143	
☐	119		☐	144	
☐	120		☐	145	
☐	121	낱말 퍼즐 완성하기	☐	146	수 계산하여 균형 맞추기
☐	122		☐	147	
☐	123		☐	148	
☐	124		☐	149	
☐	125		☐	150	

✓	번호	유형	✓	번호	유형
	151	같은 글자 찾기		176	도형의 형태 판단하기
	152			177	
	153			178	
	154			179	
	155			180	
	156	도형의 배열 판단하기		181	사자성어와 뜻 연결하기
	157			182	
	158			183	
	159			184	
	160			185	
	161	공통 첫음절 찾기		186	연속 연산하기
	162			187	
	163			188	
	164			189	
	165			190	
	166	더해서 100이 되는 세 수 찾기		191	다른 분류의 단어 찾기
	167			192	
	168			193	
	169			194	
	170			195	
	171	초성으로 단어 연상하기		196	규칙에 따라 빈칸에 도형 채우기
	172			197	
	173			198	
	174			199	
	175			200	

001

주어진 글자를 조합하여 네 글자 단어를 만들어 보세요.

개미	이션	선글	리아
문덕	허수	핥기	배드
민턴	라스	아비	장갑
고무	이탈	카네	을지

개미핥기 ,

002

주어진 글자를 조합하여 네 글자 단어를 만들어 보세요.

란드	감래	정음	고슴
도치	게르	제기	사탕
차기	라기	박하	고진
훈민	네덜	호루	마뉴

,	
,	
,	
,	

003

주어진 글자를 조합하여 네 글자 단어를 만들어 보세요.

비지	다다	럼틀	직사
불가	도르	여왕	코스
선덕	광선	에콰	익선
모스	사리	찌개	미끄

	,
	,
	,
	,

004

주어진 글자를 조합하여 네 글자 단어를 만들어 보세요.

대실	하모	오랑	캄보
줄다	인공	소탐	마요
디아	네즈	아카	리기
시아	니카	우탄	지능

	,	
	,	
	,	
	,	

005

주어진 글자를 조합하여 네 글자 단어를 만들어 보세요.

형통	스테	크레	아나
해바	박이	파키	이크
화물	이구	만사	탄수
스탄	파스	라기	차돌

	,	
	,	
	,	
	,	

006

빈칸에 알맞은 수를 넣어 주세요.

㉠ $15 + 10 + \boxed{} = 30$

㉡ $30 - 10 + \boxed{} = 50$

㉢ $5 \times 2 + \boxed{} = 25$

㉣ $50 \div 10 + \boxed{} = 50$

㉤ $10 + 25 - \boxed{} = 20$

007

빈칸에 알맞은 수를 넣어 주세요.

㉠ 8 + 7 + ☐ = 19

㉡ ☐ + 9 − 2 = 13

㉢ ☐ ÷ 4 − 2 = 2

㉣ 7 × 8 − ☐ = 50

㉤ 8 ÷ 4 − ☐ = 1

008

빈칸에 알맞은 수를 넣어 주세요.

㉠ 15 + ☐ + 7 = 30

㉡ 8 − 2 + ☐ = 25

㉢ ☐ ÷ 3 − 1 = 7

㉣ 8 × 4 − ☐ = 15

㉤ 18 ÷ ☐ × 4 = 36

009

<보기>의 숫자 3개를 각각 한 번씩 사용하여 수식을 완성하세요.

> 보기 1 4 5

㉠ 29 = (2 + ☐) × ☐ − ☐

㉡ 18 = ☐ × ☐ − ☐ × 2

㉢ 14 = ☐ × 2 + ☐ × ☐

010

수식이 완성되도록 괄호 안에 알맞은 연산 기호(+, −, ×, ÷)를 적어 주세요.

㉠ 20 ☐ 9 ☐ 5 = 6

㉡ 6 ☐ 4 ☐ 3 = 7

㉢ 2 ☐ 9 ☐ 3 = 6

㉣ 2 ☐ 6 ☐ 4 = 12

㉤ 25 ☐ 5 ☐ 7 = 35

011

빈칸을 채워 속담을 완성하세요.

㉠ 못된 송아지 | 엉 | 덩 | 이 |에 | | 이 난다

㉡ 가는 날이 | | |

㉢ 고양이 목에 | | | 달기

㉣ 배보다 | | | 이 더 크다

㉤ | | | | 망신은
| | | | 가 시킨다

012

빈칸을 채워 속담을 완성하세요.

㉠ 목구멍이 ☐☐☐

㉡ ☐☐☐ 날자 배 떨어진다

㉢ 약방에 ☐☐

㉣ 믿는 ☐☐ 에 ☐☐ 찍힌다

㉤ 집에서 새는 ☐☐☐ 밖에 나가서도 샌다

013

빈칸을 채워 속담을 완성하세요.

㉠ ☐ 대신 닭

㉡ ☐ 없는 ☐ 이 천 리 간다

㉢ 땅 짚고 ☐☐ 치기

㉣ ☐☐ 많은 나무에 ☐☐ 잘 날 없다

㉤ 얌전한 ☐☐☐ 가 ☐☐☐ 에 먼저 올라간다

014

빈칸을 채워 속담을 완성하세요.

㉠ ☐☐☐ 찔러 절 받기

㉡ ☐☐ 밑이 어둡다

㉢ ☐☐ 은 동색

㉣ ☐☐☐ 도 밟으면 꿈틀한다

㉤ 종로에서 ☐ 맞고 ☐☐ 가서 눈 흘긴다

015

빈칸을 채워 속담을 완성하세요.

ㄱ) ☐☐ 는 게 편

ㄴ) 작은 ☐☐ 가 맵다

ㄷ) 금강산도 ☐☐☐

ㄹ) 서당 개 ☐☐ 이면 ☐☐ 을 읊는다

ㅁ) ☐☐ 이 많으면 ☐ 가 산으로 간다

016

같은 모양끼리 연결하는 선을 그려 주세요. 단, 한 칸에는 한 번의 선만 그려져야 합니다.

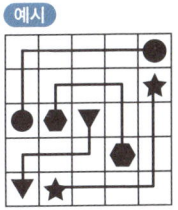
예시

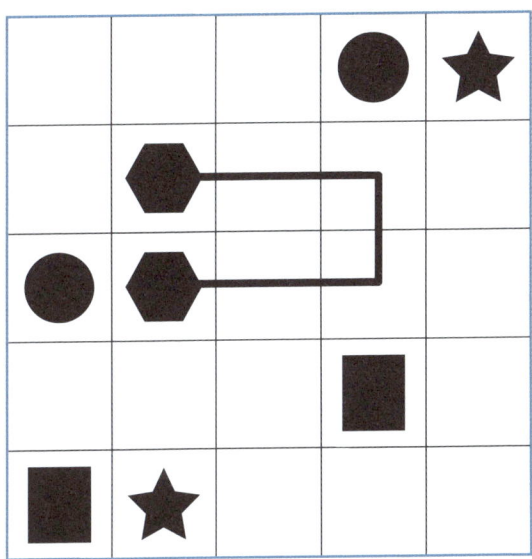

017

같은 모양끼리 연결하는 선을 그려 주세요. 단, 한 칸에는 한 번의 선만 그려져야 합니다.

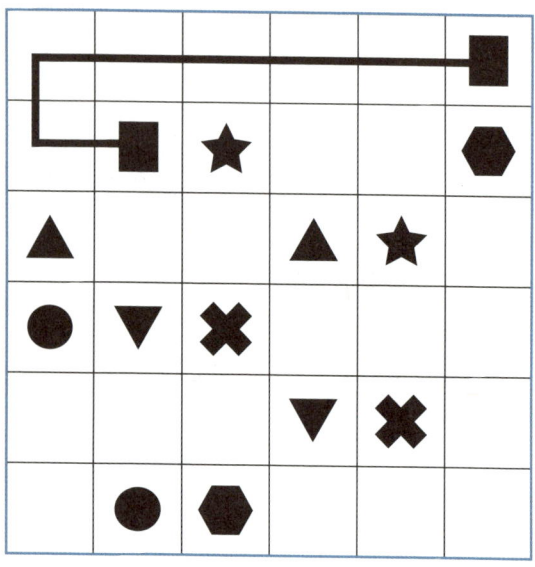

018

같은 모양끼리 연결하는 선을 그려 주세요. 단, 한 칸에는 한 번의 선만 그려져야 합니다.

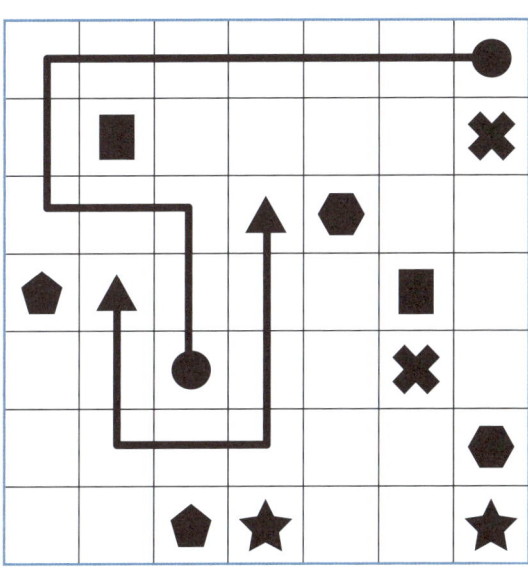

019

같은 모양끼리 연결하는 선을 그려 주세요. 단, 한 칸에는 한 번의 선만 그려져야 합니다.

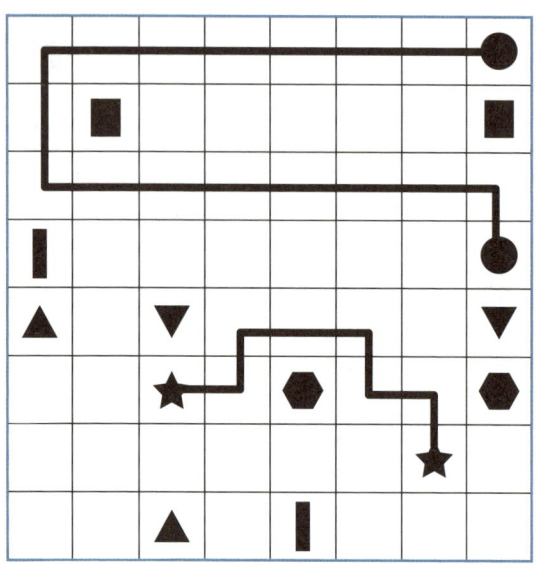

020

같은 모양끼리 연결하는 선을 그려 주세요. 단, 한 칸에는 한 번의 선만 그려져야 합니다.

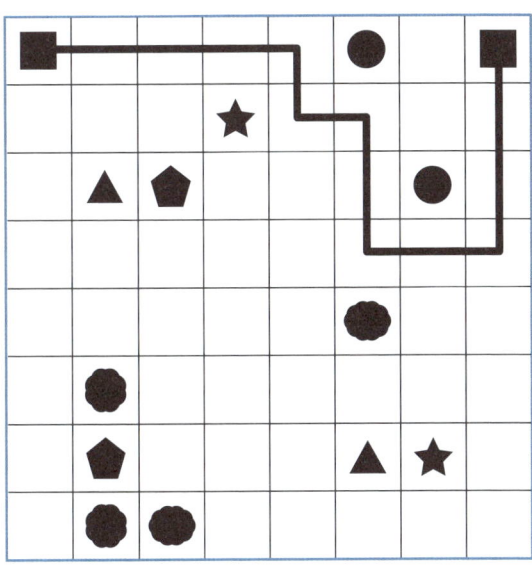

021

공통으로 들어갈 첫음절 글자를 적어 보세요.

예시

다	반사
	혈질
	리미

ㄱ

	소리
	예사
	물

ㄴ

살
무게
부림

ㄷ

적
둥이
데이트

022

공통으로 들어갈 첫음절 글자를 적어 보세요.

예시

착	륙
	각
	즙기

㉠

	방
	장판
	쟁이

㉡

	울
	품
	인

㉢

	직
	방울
	바람

023

공통으로 들어갈 첫음절 글자를 적어 보세요.

ㄱ

깥
나나
닐라

ㄴ

대
정
양

ㄷ

쟁
두렁
문

ㄹ

품
주
대방

024

공통으로 들어갈 첫음절 글자를 적어 보세요.

㉠

| 각 |
| 의금 |
| 미료 |

㉡

| 편 |
| 아지 |
| 별회 |

㉢

| 뚝 |
| 로 |
| 재주 |

㉣

| 요 |
| 벼락 |
| 금질 |

025

공통으로 들어갈 첫음절 글자를 적어 보세요.

ㄱ)

밥
록
상화

ㄴ)

공기
생제
아리

ㄷ)

늘
품
천

ㄹ)

식물
악가
성

026

주어진 수식의 정답을 만날 수 있는 사다리 번호를 골라 보세요.

※ 사다리 타는 방법: 세로줄을 따라 위에서 아래로 내려가다가 세로줄 사이를 연결하는 선을 만나면 그 선을 따라 움직여서 건너편 세로줄로 이동한다.

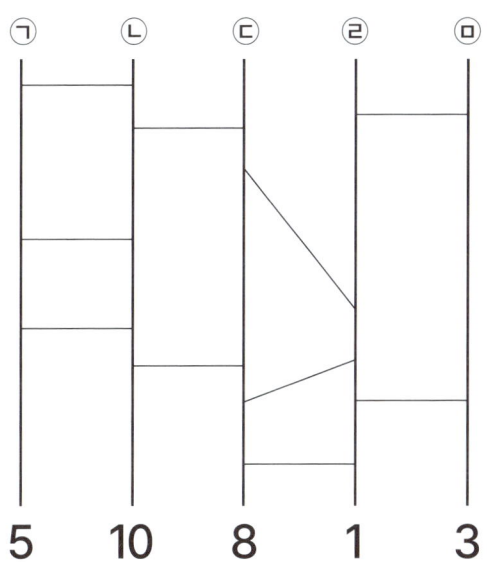

027

주어진 수식의 정답을 만날 수 있는 사다리 번호를 골라 보세요.

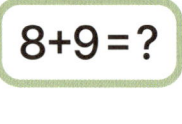

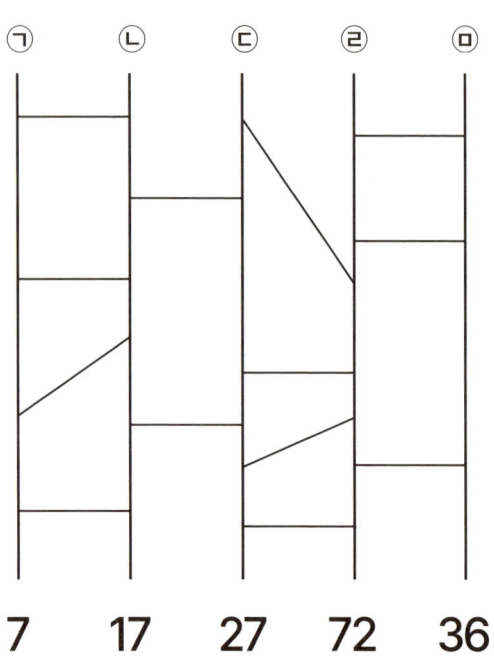

028

주어진 수식의 정답을 만날 수 있는 사다리 번호를 골라 보세요.

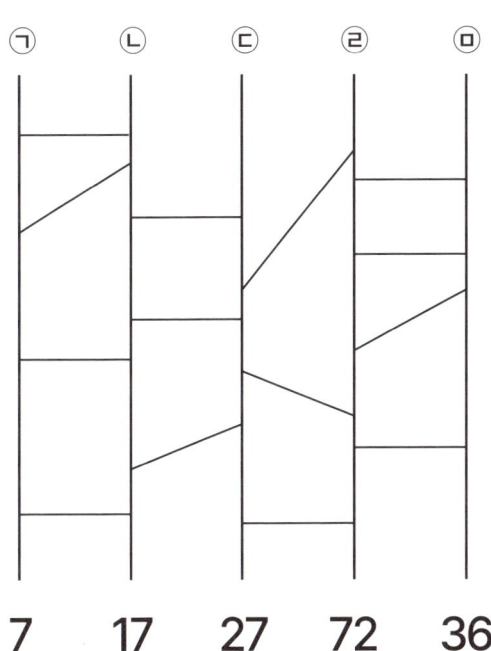

029

상자 안의 숫자가 나오는 계산식을 만날 수 있는 사다리 번호를 골라 보세요.

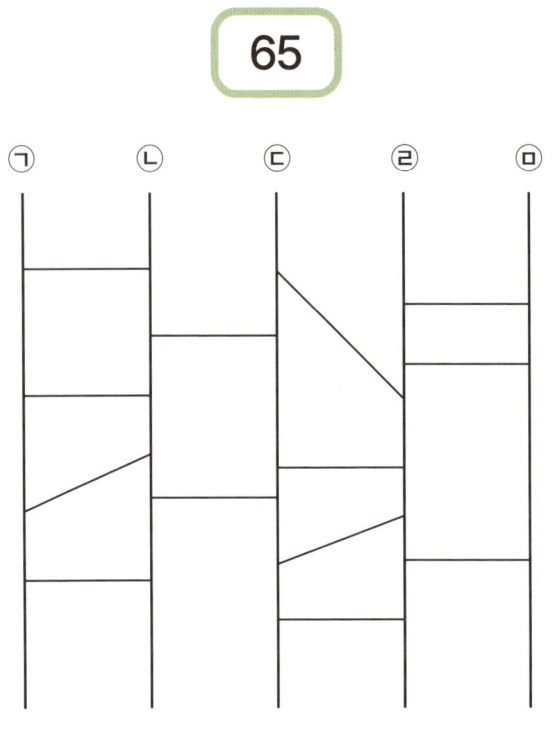

65

㉠ ㉡ ㉢ ㉣ ㉤

3×15 100-25 5×9 13×5 100÷2

030

상자 안의 숫자가 나오는 계산식을 만날 수 있는 사다리 번호를 골라 보세요.

22

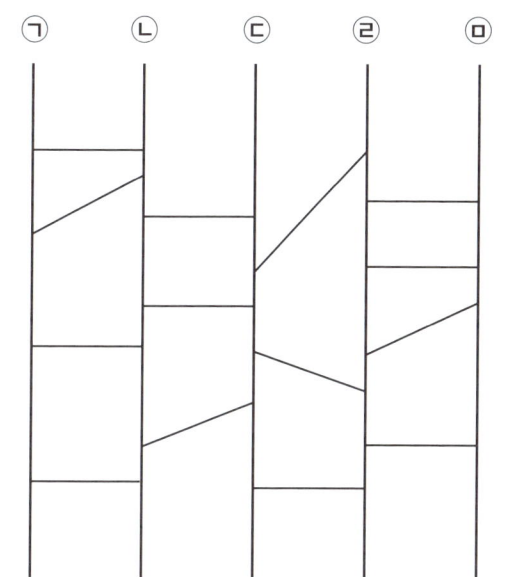

13+8 11×2 20÷2 30-6 11+2

031

가로, 세로, 대각선으로 숨겨진 단어 5개를 찾아 보세요. (힌트: 주방용품)

간	냉	방	궁	만	접
신	아	장	칸	시	악
앞	파	난	고	무	핸
치	응	숟	가	락	칸
마	지	인	레	자	전
유	네	닥	랑	감	하

032

가로, 세로, 대각선으로 숨겨진 단어 5개를 찾아 보세요. (힌트: 거실 물건)

텔	미	소	인	개	판
각	레	파	시	탄	코
방	한	비	탁	자	컴
옷	잔	유	전	풍	퓨
맘	걸	태	진	무	터
란	당	이	갈	화	난

033

가로, 세로, 대각선으로 숨겨진 단어 5개를 찾아 보세요. (힌트: 욕실 용품)

솔	칫	슬	나	리	기
방	람	드	우	워	낭
운	욕	즈	샤	냥	군
두	핸	조	캐	느	누
칸	수	건	주	넌	비
개	푸	성	념	닌	름

034

가로, 세로, 대각선으로 숨겨진 단어 6개를 찾아 보세요. (힌트: 음식)

흥	푸	계	근	림	주
린	란	그	크	레	깨
찜	느	스	드	러	샐
짐	이	된	장	국	간
아	우	순	면	속	대
법	밥	음	볶	냉	박

035

가로, 세로, 대각선으로 숨겨진 단어 6개를 찾아 보세요. (힌트: 과일 이름)

생	성	아	퍼	러	플
덕	숭	나	다	레	애
복	반	가	나	두	인
지	항	룬	박	바	파
미	렌	후	수	포	당
런	자	오	기	딸	동

036

<보기>는 위에서 내려다본 블록 탑입니다. 탑을 옆에서 보았을 때 <가>와 <나>에 해당하는 색의 번호를 골라 주세요.

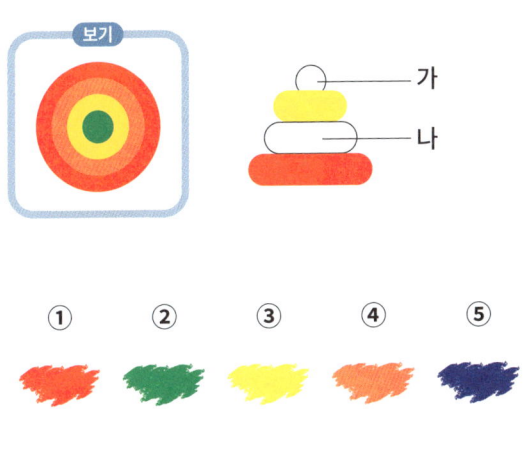

가:

나:

037

<보기>는 블록 탑을 옆에서 보았을 때의 모습입니다. 블록 탑을 위에서 보았을 때의 모습으로 맞는 것을 골라 주세요.

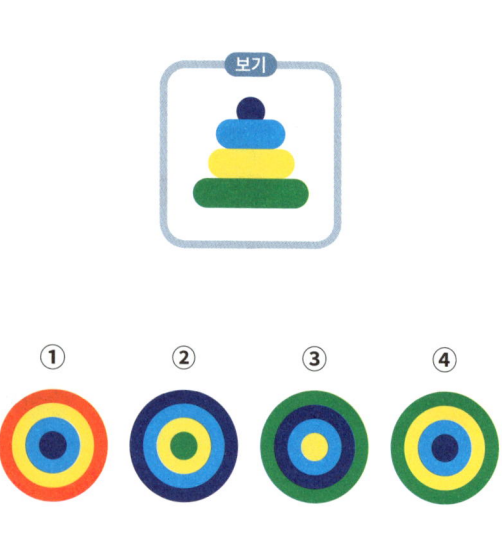

038

<보기>는 블록 탑을 옆에서 보았을 때의 모습입니다. 블록 탑을 위에서 보았을 때의 모습으로 맞는 것을 골라 주세요.

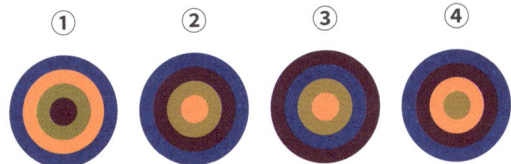

039

<보기>의 도형을 오른쪽으로 90도 회전했을 때의 모습을 골라 주세요.

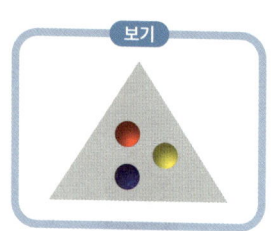

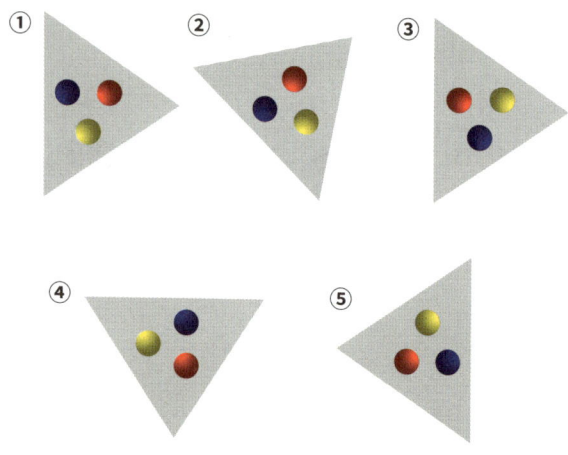

040

<보기>의 도형을 왼쪽으로 180도 회전했을 때의 모습을 골라 주세요.

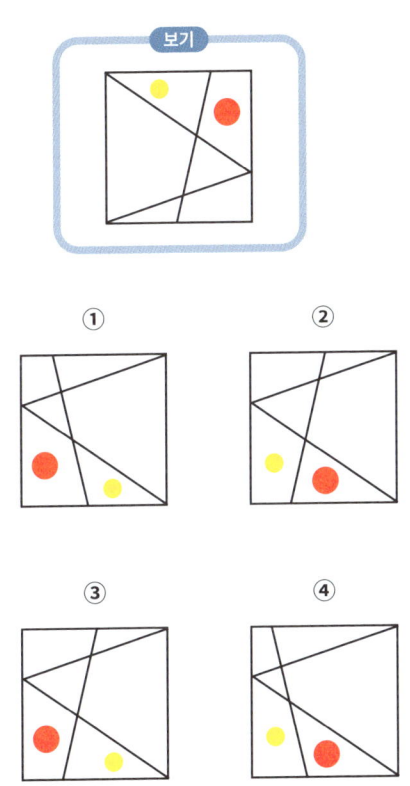

041

<보기>의 글자를 넣어 낱말을 완성하세요.

보기: 파 듯 만 모 사 타 혈 화

			백	혈	구
	란		장		
도					
		국			
기					

042

<보기>의 글자를 넣어 낱말을 완성하세요.

보기: 안 울 치 출 멍 사 찌 랑 경 게

김					
		구		꾼	
개		가			
			시	판	

043

<보기>의 글자를 넣어 낱말을 완성하세요.

보기: 그 소 디 손 미 솔 사 거 고 방

	동		라		
	무		오		길
				울	
		님			

044

<보기>의 글자를 넣어 낱말을 완성하세요.

보기: 세 케 트 프 리 탁 니 스

오						아
			스	카		
아		올				
			이			카
아		팔				
	님					

045

<보기>의 글자를 넣어 낱말을 완성하세요.

보기: 피 물 마 기 파 중 하 바 뇌 일

		장		장	
		지		철	
	졸				
		해		라	
			람		장

046

표에서 각 기호와 해당하는 숫자를 보고 계산해 보세요.

★	●	◎	◆	♣	♡
1	3	2	4	8	5

㉠ ★+●+◎=

㉡ ◆+♣+♡=

㉢ ★+♡−●=

047

표에서 각 기호와 해당하는 숫자를 보고 계산해 보세요.

★	●	◎	◆	♣	♡	◐
2	8	5	12	9	10	7

㉠ ★+●+◎=

㉡ ◆+♣+◐=

㉢ ★+♡−●=

㉣ ◆×◎÷2=

048

표에서 각 기호와 해당하는 숫자를 보고 계산해 보세요.

★	●	◎	◆	♣	♡	◐
3	6	5	1	12	10	4

㉠ ★+●−◎=

㉡ ◆+♣+◐=

㉢ ◐+♡−◎=

㉣ ●×♣÷◐=

049

표에서 각 기호와 해당하는 숫자를 보고 계산해 보세요.

★	●	◎	◆	♣	♡	◐	♠
2	8	5	3	9	10	7	13

㉠ ★+●−◎=

㉡ ◆+♣+♠=

㉢ ◐+♠−●=

㉣ ◆×♡÷5=

㉤ ♠−♣−◆+●=

050

표에서 각 기호와 해당하는 숫자를 보고 계산해 보세요.

★	●	◎	◆	♣	♡	◐	♠
7	25	4	6	8	10	12	14

㉠ ★+●+◎=

㉡ ◆+♣−♠=

㉢ ★+♠−♣=

㉣ ♣×♡÷4=

㉤ ♠−♣−◆+◐=

051

끝말잇기에서 빠진 낱말을 넣어 보세요.

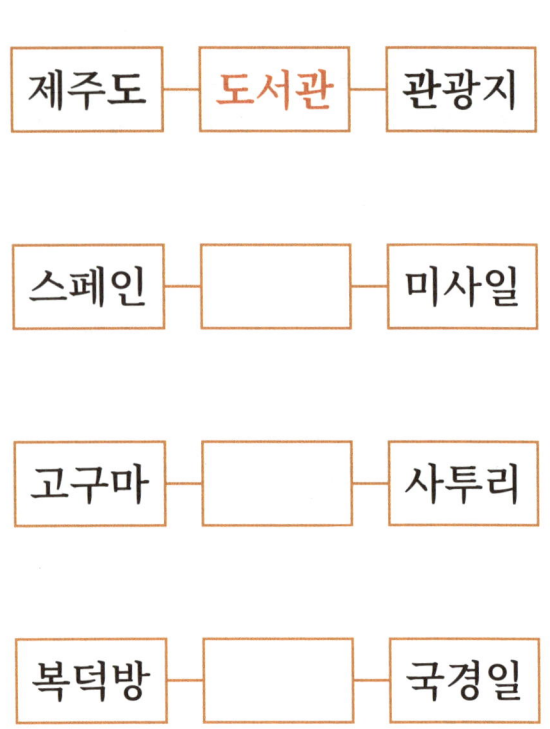

052

끝말잇기에서 빠진 낱말을 넣어 보세요.

과수원 ─ ☐ ─ 막걸리

기찻길 ─ ☐ ─ 무궁화

현충일 ─ ☐ ─ 용수철

세뱃돈 ─ ☐ ─ 석회암

053

끝말잇기에서 빠진 낱말을 넣어 보세요.

안개꽃 — ☐ — 발명가

그림자 — ☐ — 거짓말

중국어 — ☐ — 이간질

무면허 — ☐ — 춤사위

054

끝말잇기에서 빠진 낱말을 넣어 보세요.

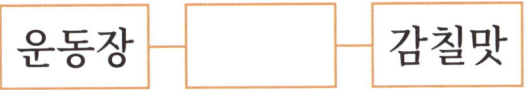

운동장 — [　　] — 감칠맛

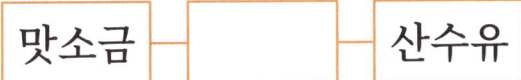

맛소금 — [　　] — 산수유

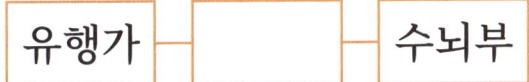

유행가 — [　　] — 수뇌부

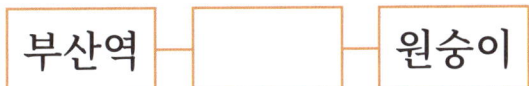

부산역 — [　　] — 원숭이

055

끝말잇기에서 빠진 낱말을 넣어 보세요.

| 정비소 | | 잔디밭 |

| 무지개 | | 절구통 |

| 갈매기 | | 일기장 |

| 이름표 | | 판결문 |

056

반으로 접힌 도형을 펼쳤을 때 나타나는 전체 도형을 그려 주세요.

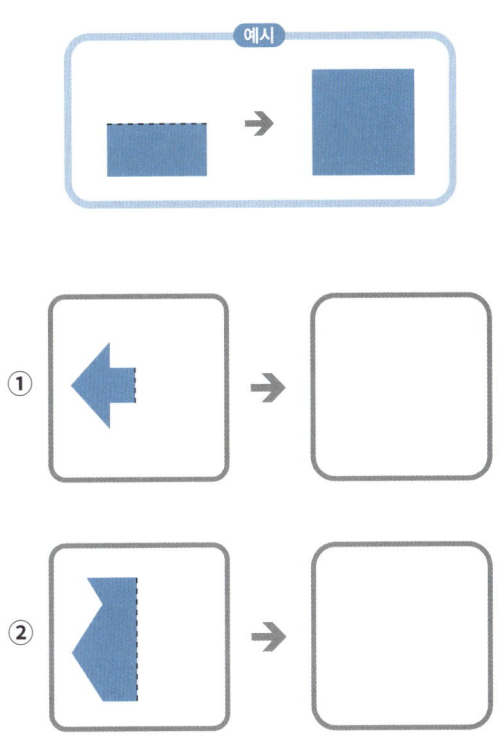

057

반으로 접힌 도형을 펼쳤을 때 나타나는 전체 도형을 그려 주세요.

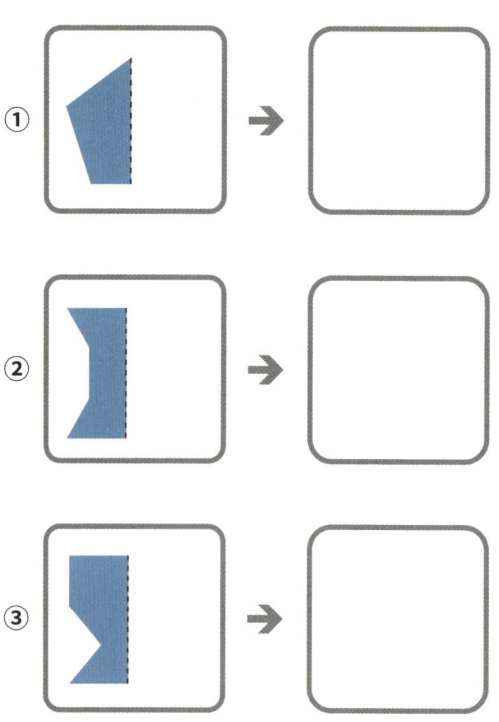

058

반으로 접힌 도형을 펼쳤을 때 나타나는 전체 도형을 그려 주세요.

도형의 전체 모습 추리하기

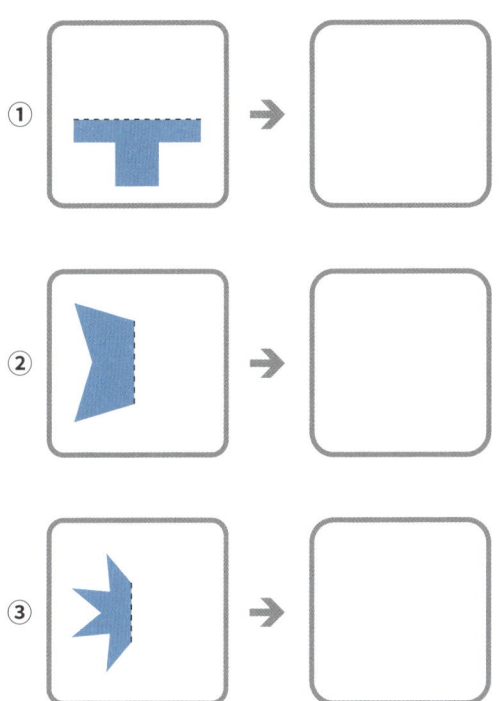

059

반으로 접힌 도형의 나머지 부분을 완성해 주세요.

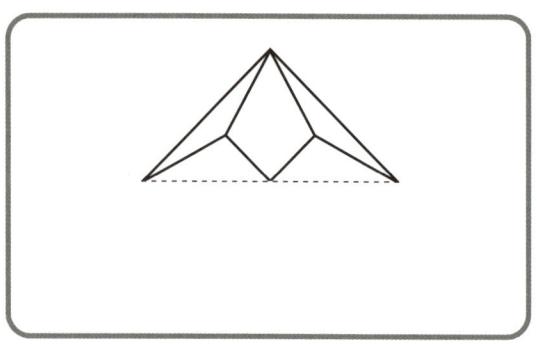

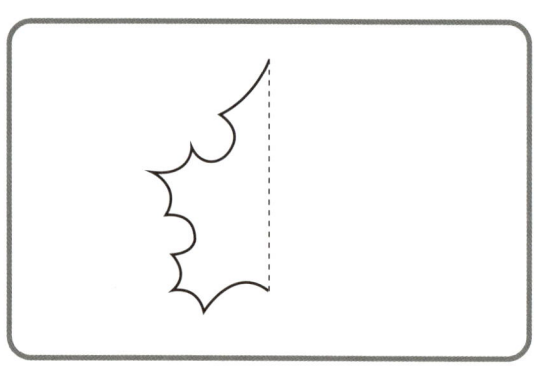

060

반으로 접힌 도형의 나머지 부분을 완성해 주세요.

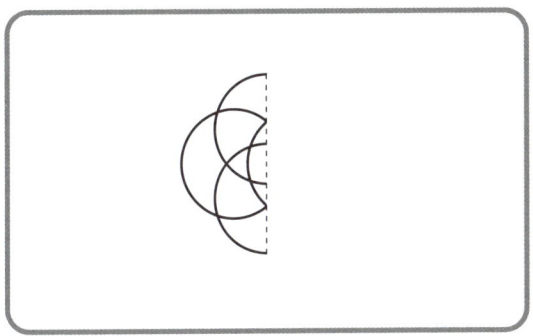

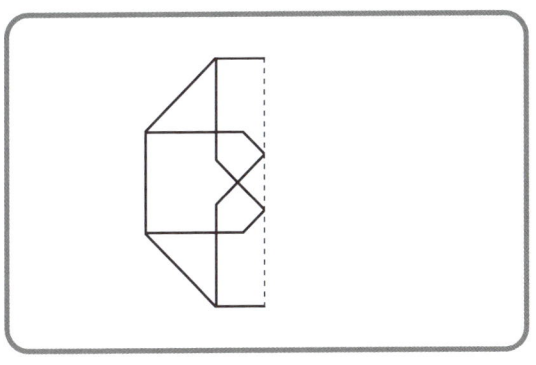

061

뜻과 초성을 보고 속담을 맞혀 보세요.

㉠ 안 들키는 나쁜 짓도 반복되면 결국 들킨다는 뜻

| ㄲㄹㄱ ㄱㅁ ㅂㅎㄷ |

㉡ 정성이 지극하면 하늘도 감동한다는 뜻

| ㅈㅅㅇㅁ ㄱㅊㅇㄷ |

㉢ 사람들 사이에 소문은 빠르게, 널리 퍼진다는 뜻

| ㅂ ㅇㄴ ㅁㅇ ㅊㄹ ㄱㄷ |

062

뜻과 초성을 보고 속담을 맞혀 보세요.

㉠ 몸집이 작아도 재주가 뛰어나고 야무지다는 뜻

> ㅈㅇ ㄱㅊㄱ ㅁㄷ

㉡ 일이 잘못된 뒤에 후회하고 손 써봤자 소용이 없다는 뜻

> ㅅ ㅇㄱ ㅇㅇㄱ ㄱㅊㄷ

㉢ 꾸준히 노력하면 아무리 어려운 일도 이룰 수 있다는 뜻

> ㅁㅅㄷ ㄱㅁ ㅂㄴㅇ ㄷㄷ

063

뜻과 초성을 보고 속담을 맞혀 보세요.

㉠ 성미가 급해 절차를 무시하고 재촉하거나 서두른다는 뜻

ㅇㅁㅁ ㄱㅅ ㅅㄴ ㅊㄴㄷ

㉡ 작은 나쁜 일도 자꾸 해서 버릇이 되면 큰 죄를 저지르게 된다는 뜻

ㅂㄴ ㄸㄷㅇ ㅅㄷㄷ ㄷㄷ

㉢ 익숙하게 잘하는 일이라도 때로는 실수할 때가 있다는 뜻

ㅇㅅㅇㄷ ㄴㅁㅇㅅ ㄸㅇㅈㄷ

064

뜻과 초성을 보고 속담을 맞혀 보세요.

㉠ 급하게 필요로 하는 사람이 먼저 서둘러서 한다는 뜻

ㅁㅁㄹ ㄴㅇ ㅇㅁ ㅍㄷ

㉡ 약하고 힘 없는 사람도 너무 업신여기면 화를 낸다는 뜻

ㅈㄹㅇㄷ ㅂㅇㅁ ㄲㅌㅎㄷ

㉢ 여러 사람이 자기 주장만 하면 잘 되던 일도 제대로 되지 않는다는 뜻

ㅅㄱㅇ ㅁㅇㅁ ㅂㄱ ㅅㅇㄹ ㄱㄷ

065

뜻과 초성을 보고 속담을 맞혀 보세요.

㉠ 소문이나 문제는 근거 없이 생기지 않는다는 뜻

| ㅇㄴ ㄸ ㄱㄸㅇ ㅇㄱ ㄴㄹ |

㉡ 자식을 많이 둔 부모는 자식 걱정이 끊이지 않는다는 뜻

| ㄱㅈ ㅁㅇ ㄴㅁㅇ ㅂㄹ ㅈ ㄴ ㅇㄷ |

㉢ 크게 될 사람은 어릴 적부터 남다르다는 뜻

| ㄷㅅㅂㄹ ㄴㅁㅇ ㄸㅇㅂㅌ ㅇㅇㅂㄷ |

066

원판의 안쪽 원에 있는 숫자와 중심에 있는 숫자를 연산한 값을 바깥쪽 원에 적어 주세요.

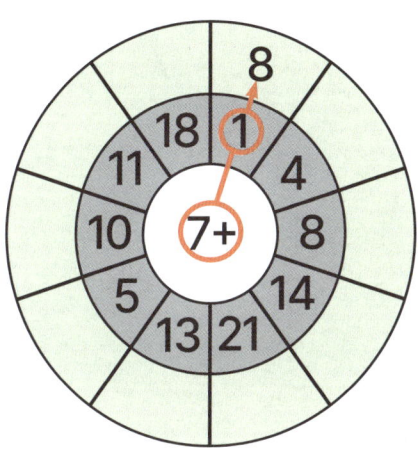

067

원판의 안쪽 원에 있는 숫자와 중심에 있는 숫자를 연산한 값을 바깥쪽 원에 적어주세요.

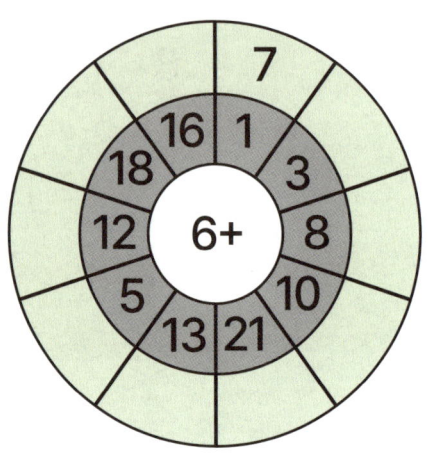

068

원판의 안쪽 원에 있는 숫자와 중심에 있는 숫자를 연산한 값을 바깥쪽 원에 적어 주세요.

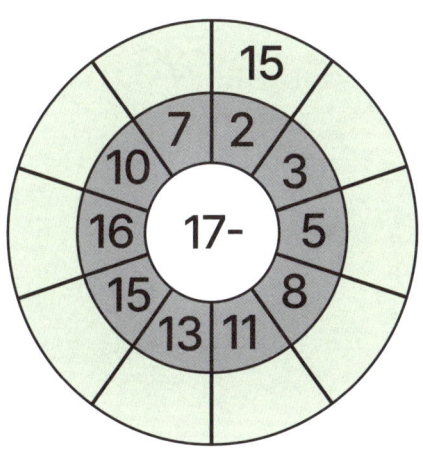

069

원판의 안쪽 원에 있는 숫자와 중심에 있는 숫자를 연산한 값을 바깥쪽 원에 적어주세요.

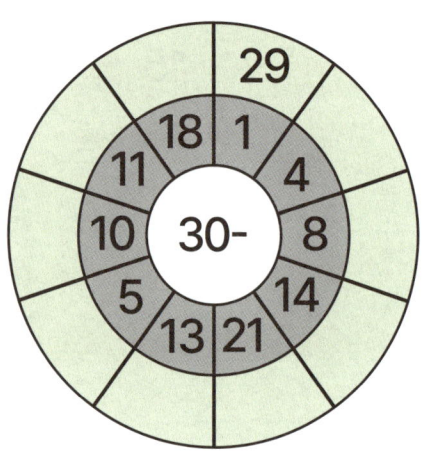

070

원판의 안쪽 원에 있는 숫자와 중심에 있는 숫자를 연산한 값을 바깥쪽 원에 적어 주세요.

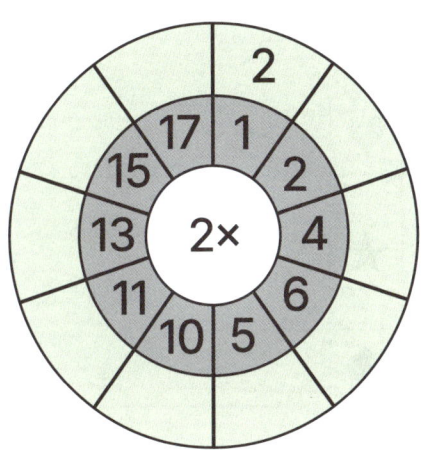

071

기호에 맞는 글자로 문장을 완성하세요.

●	♣	♥	★	♠	◆
매	운	일	뇌	두	동

● ♥   매일

♠ ★   두뇌

♣ ◆   운동

072

기호에 맞는 글자로 문장을 완성하세요.

●	♣	♥	↑
대	으	사	이
♠	◆	■	★
로	한	람	하
▼	→	▲	✚
보	길	전	세

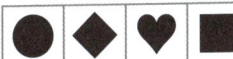 대한사람

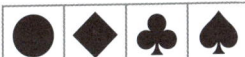 대한으로

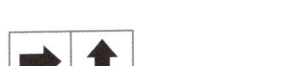 길이

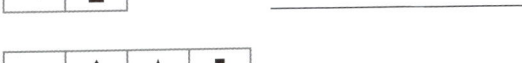 보전하세

073

기호에 맞는 글자로 문장을 완성하세요.

●	♣	♥	↑
물	산	봄	으
♠	◆	■	★
가	다	보	을
▼	→	▲	✚
깊	니	높	라

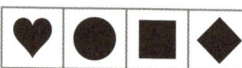 봄물보다

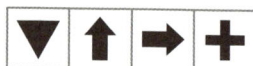 깊으니라

 가을산보다

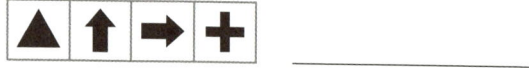 높으니라

074

기호에 맞는 글자로 문장을 완성하세요.

●	♣	♥	↑
복	도	게	오
♠	♦	■	★
건	루	늘	하
▼	➡	▲	✚
즐	행	겁	강

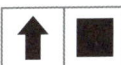

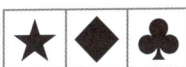

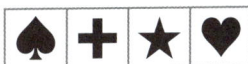

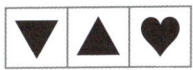

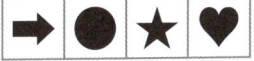

075

기호에 맞는 글자로 문장을 완성하세요.

●	♣	♥	↑
여	봄	꽃	는
♠	♦	■	★
산	름	이	피
▼	→	▲	✚
에	갈	네	없

   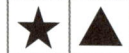

산에는 꽃 피네
_____

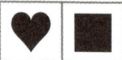 

꽃이 피네
_____

    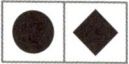 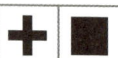

갈 봄 여름 없이
_____

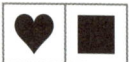 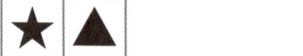

꽃이 피네

076

다음과 같이 막대가 겹쳐져 있을 때 겹친 순서대로 번호를 적어 주세요.

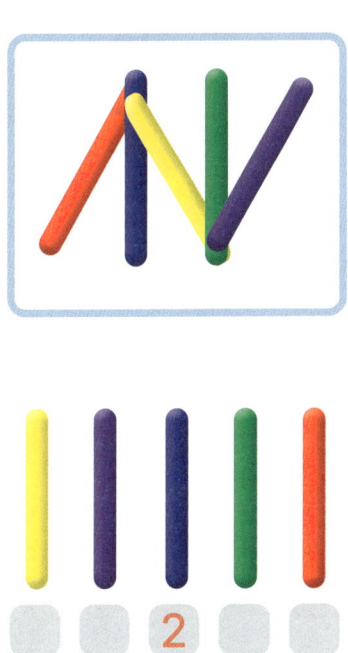

077

다음과 같이 막대가 겹쳐져 있을 때 겹친 순서대로 번호를 적어 주세요.

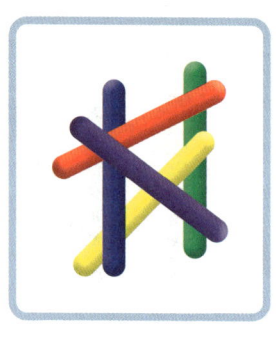

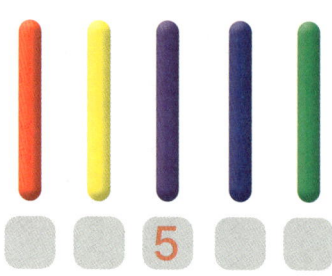

078

다음과 같이 막대가 겹쳐져 있을 때 겹친 순서대로 번호를 적어 주세요.

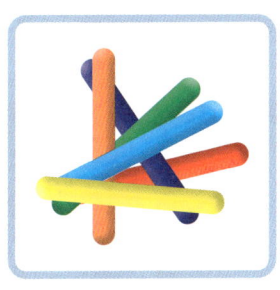

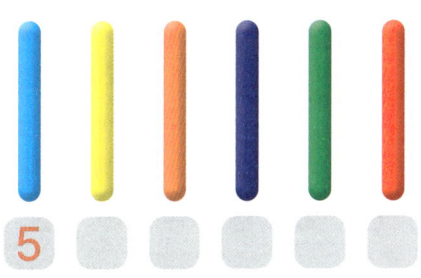

079

다음과 같이 막대가 겹쳐져 있을 때 겹친 순서대로 번호를 적어 주세요.

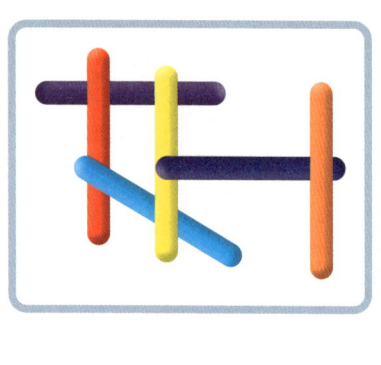

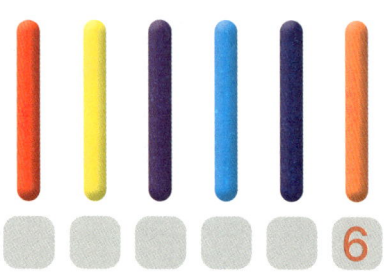

080

다음과 같이 도형이 겹쳐져 있을 때 파란색 삼각형 아래에 있는 도형을 모두 골라 보세요.

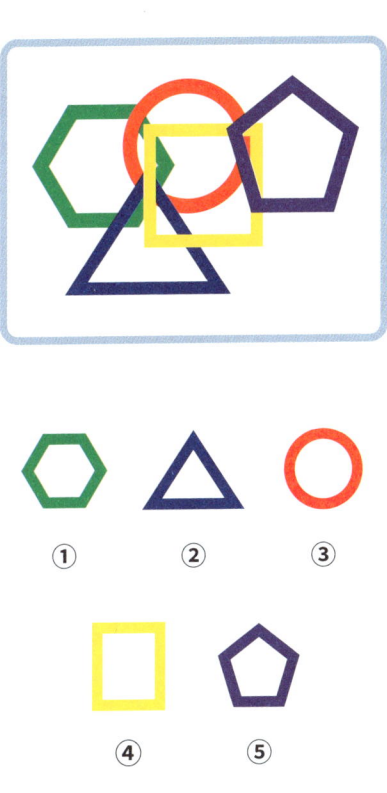

081

사자성어와 뜻을 바르게 연결하세요.

각골난망 •　　　• 입은 있어도 말할 수 없다

비몽사몽 •　　　• 처음부터 끝까지 철저하게 처리하는 것

난공불락 •　　　• 꿈인지 생시인지 구분이 되지 않을 정도

유구무언 •　　　• 뼈에 깊이 새겨져 잊히지 않음

철두철미 •　　　• 공격하기 어려워 함락시키기 어려운 상태

082

사자성어와 뜻을 바르게 연결하세요.

진퇴양난 •　　　　• 나아갈 수도 없고 물러설 수도 없는 상황

타산지석 •　　　　• 손바닥 하나로는 소리를 낼 수 없다

일거양득 •　　　　• 시기가 늦어 기회를 놓친 것을 후회하다

만시지탄 •　　　　• 한 번의 행동으로 두 가지 이익을 얻는 것

고장난명 •　　　　• 다른 사람의 실수나 실패를 교훈 삼아 자신을 개선, 발전하는 것

083

사자성어와 뜻을 바르게 연결하세요.

결초보은 •   • 글만 읽고 세상 물정 모르는 사람

다사다난 •   • 아주 친밀한 벗

막역지우 •   • 대나무를 쪼개듯 막힘 없이 나아가는 모습

백면서생 •   • 여러 가지 일이 많고 어려움이 많다

파죽지세 •   • 은혜를 갚기 위해 최선을 다해 노력하는 것

084

사자성어와 뜻을 바르게 연결하세요.

표리부동 •   • 다른 사람의 잘못된 행동을 거울삼아 교훈을 얻음

조삼모사 •   • 겉과 속이 다르거나 언행이 일치하지 않음

어부지리 •   • 좋은 것 위에 또 좋은 것이 더해져 더욱 좋은 상황

반면교사 •   • 둘 사이의 싸움에서 제3자가 이득을 취함

금상첨화 •   • 아침에 세 개, 저녁에 네 개의 먹이를 주는 간사한 술수

085

사자성어와 뜻을 바르게 연결하세요.

사면초가 •   • 삶이 시련이 많고 복잡하고 기구한 것

오비이락 •   • 까마귀 날자 배 떨어진다

파란만장 •   • 사방이 모두 적으로 둘러싸여 있어 탈출구가 없는 상황

구사일생 •   • 결심한 지 사흘 만에 포기한다

작심삼일 •   • 죽을 고비에서 살아남음

086

다음 수식을 보고 빨간 네모와 파란 네모, 초록 네모의 값을 구해 보세요.

```
 ■  + 6 = 10
 +     +
 ■  -  ■ = 5
 =     =
 14   10
```

■ =

■ =

■ =

087

상자 안의 연산식을 통해 각 네모의 값을 구해 보세요.

🟥 = 5

🟨 = 5

🟦 = 13

088

상자 안의 연산식을 통해 도형의 값을 구하고 주어진 연산식을 계산해 보세요.

■+■+■=30

O×O+■=35

△+△−O=11

■÷O+△=

089

상자 안의 연산식을 통해 각 도형의 값을 구해 보세요.

$$□ + △ = 6$$
$$△ + ○ = 5$$
$$□ - ○ = 1$$
$$○ - △ = 1$$

□ =

△ =

○ =

090

상자 안의 연산식을 통해 각 도형의 값을 구해 보세요.

$$■×■=9$$
$$○×■+○=8$$
$$▲-○+■=18$$
$$■+▲+○=♣$$

■ =

○ =

▲ =

♣ =

091

제시된 단어와 같은 분류에 해당하는 단어를 찾아 보세요.

나비

① 고슴도치   ② 족제비
③ 잠자리   ④ 원숭이

(③에 동그라미)

포크

① 포스터   ② 마스크
③ 마이크   ④ 숟가락

장갑

① 환갑   ② 목도리
③ 지갑   ④ 장난감

092

제시된 단어와 같은 분류에 해당하는 단어를 찾아 보세요.

| 하마 |

① 악어　　② 장마
③ 이마　　④ 하품

| apple |

① あさ　　② 아픔
③ home　　④ 愛

| 색연필 |

① 송곳　　② 볼펜
③ 가위　　④ 풀

093

제시된 단어와 같은 분류에 해당하는 단어를 찾아 보세요.

포도

① 피자　　② 아이스크림
③ 떡볶이　④ 복숭아

커피

① 향수　　② 식혜
③ 방향제　④ 로션

자동차

① 유자차　② 자동문
③ 건널목　④ 오토바이

094

제시된 단어와 같은 분류에 해당하는 단어를 찾아 보세요.

치과

① 경제학과　② 산부인과
③ 형사과　　④ 복지과

사탕

① 초콜릿　　② 곰탕
③ 목욕탕　　④ 사탄

축구

① 친구　　　② 배구
③ 대구　　　④ 식구

095

제시된 단어와 같은 분류에 해당하는 단어를 찾아 보세요.

노트북

① 동서남북   ② 컴퓨터
③ 동네북   ④ 노란색

불국사

① 불가마   ② 불구속
③ 석굴암   ④ 회계사

삼촌

① 농촌   ② 고모
③ 삼손   ④ 지구촌

096

<예시>를 참고하여 도형을 가로/세로로 뒤집은 모습을 그려 주세요.

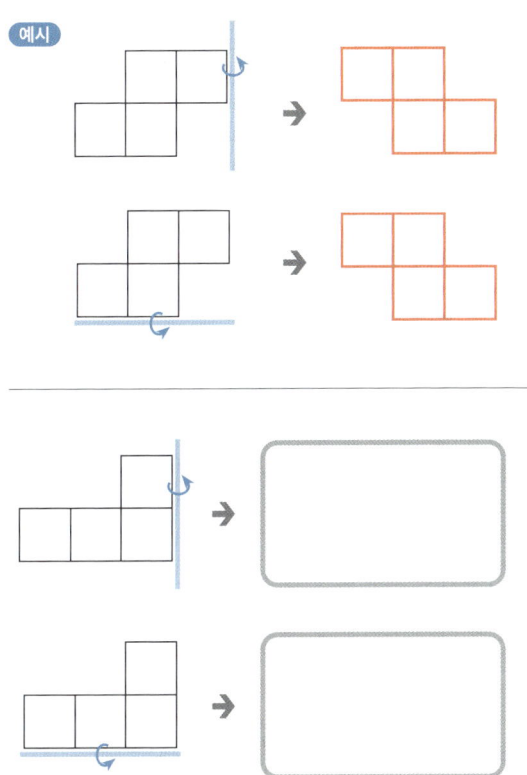

097

다음 도형 중 시계 방향으로 회전하여 표의 아래 두 줄을 완전히 메울 수 있는 도형은 무엇인가요?

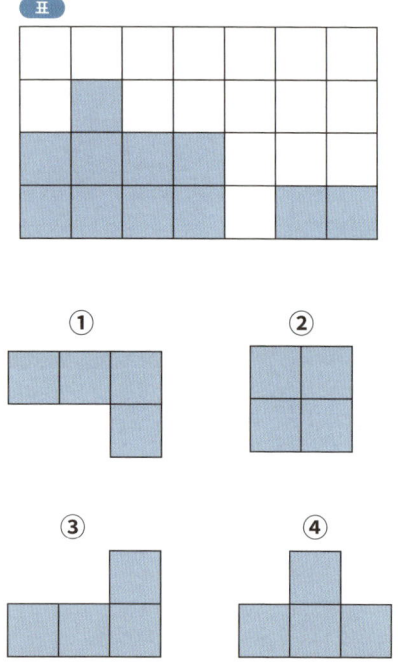

098

다음 도형 중 뒤집거나 회전하여 <가>와 <나>에 넣을 수 있는 도형은 무엇인가요?

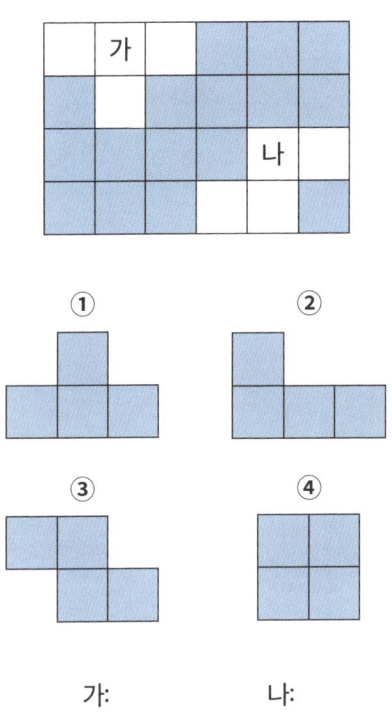

가:　　　　나:

099

주어진 도형을 화살표 방향으로 회전시켰을 때 생기는 도형을 그려 주세요.

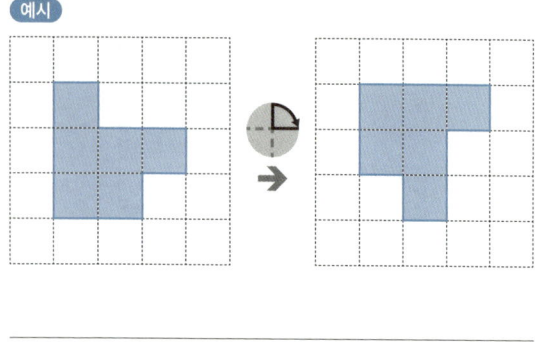

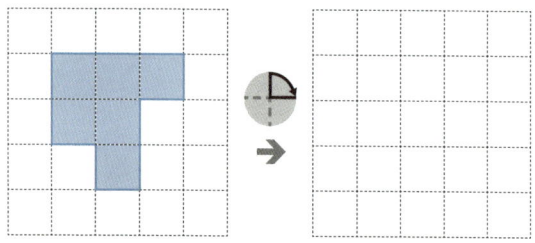

100

주어진 도형을 화살표 방향으로 회전시켰을 때 생기는 도형을 그려 주세요.

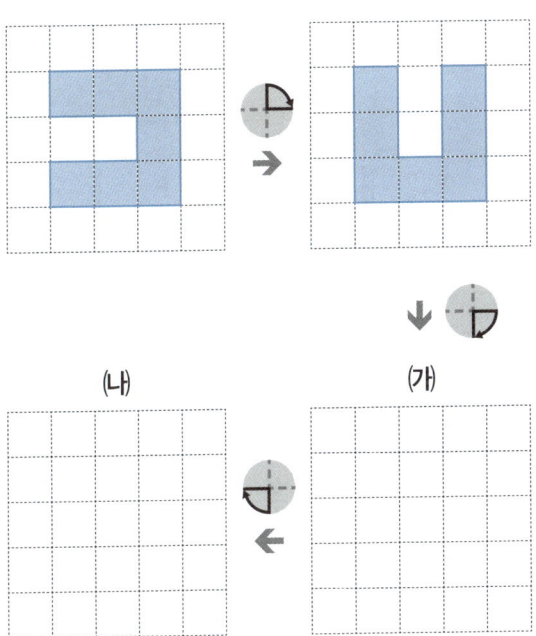

101

분리된 자음, 모음을 조합해서 단어를 만들어 보세요. (힌트: 나라 이름)

| ㅇ, ㅗ, ㅣ, ㅂ, ㄴ, ㄹ |

일본
___

| ㄴ, ㅐ, ㄷ, ㅋ, ㅏ, ㅏ |

___

| ㅇ, ㅇ, ㅖ, ㅗ, ㄴ, ㄹ, ㅣ, ㅡ |

___

| ㅋ, ㅗ, ㅣ, ㅅ, ㅁ, ㄱ, ㅔ |

___

| ㅇ, ㅣ, ㅂ, ㅔ, ㄹ, ㅔ, ㄱ |

___

102

분리된 자음, 모음을 조합해서 단어를 만들어 보세요. (힌트: 악기 이름)

| ㅌ, ㅐ, ㅁ, ㅂ, ㄹ, ㅓ, ㄴ, ㅣ |

탬버린

| ㅍ, ㅕ, ㅌ, ㅐ, ㅇ, ㅅ, ㅗ |

___

| ㄴ, ㅏ, ㅇ, ㅣ, ㅍ, ㅗ |

___

| ㄱ, ㄱ, ㅡ, ㅁ, ㅏ, ㅑ, ㅇ |

___

| ㅂ, ㅣ, ㅣ, ㅇ, ㅇ, ㅏ, ㅗ, ㄹ, ㄴ, ㄹ |

___

103

분리된 자음, 모음을 조합해서 단어를 만들어 보세요. (힌트: 과일 이름)

| ㄴ, ㅌ, ㅁ, ㅗ, ㅌ, ㅏ |

_____

| ㄷ, ㅐ, ㅇ, ㅜ, ㅇ |

_____

| ㅈ, ㄹ, ㅗ, ㅣ, ㄴ, ㅔ, ㅇ |

_____

| ㅊ, ㅗ, ㄷ, ㅇ, ㅓ, ㅗ, ㅍ |

_____

| ㅅ, ㅇ, ㅗ, ㅜ, ㅂ, ㄱ, ㅏ, ㅇ |

104

분리된 자음, 모음을 조합해서 단어를 만들어 보세요. (힌트: 타는 것)

| ㅈ, ㄱ, ㅓ, ㄴ, ㅈ, ㅓ, ㅏ |

_____

| ㄱ, ㅇ, ㄱ, ㅇ, ㅡ, ㅏ, ㅅ, ㅣ |

_____

| ㅅ, ㅔ, ㅇ, ㅡ, ㅣ, ㅡ, ㅋ, ㅌ |

_____

| ㅂ, ㅌ, ㅗ, ㅣ, ㅗ, ㅇ, ㅏ, ㅇ |

_____

| ㅇ, ㄹ, ㅔ, ㅡ, ㅂ, ㅋ, ㅣ, ㅏ, ㅋ |

_____

105

분리된 자음, 모음을 조합해서 단어를 만들어 보세요. (힌트: 지역 이름)

| ㅇ, ㅊ, ㅕ, ㅏ, ㅍ, ㅇ |

_____

| ㅅ, ㅓ, ㄴ, ㅊ, ㅜ, ㄴ |

_____

| ㄴ, ㅅ, ㅡ, ㅁ, ㅏ, ㄱ |

_____

| ㅅ, ㅏ, ㄹ, ㅇ, ㅓ, ㄷ |

_____

| ㄹ, ㅗ, ㄷ, ㅜ, ㅇ, ㅡ, ㅇ, ㄹ |

_____

106

앞의 두 수를 더한 값이 색깔 칸의 숫자가 되도록 빈칸을 채우세요.

5	10	15
		18
8	25	+

		15
10		16
18	13	+

107

앞의 두 수를 더한 값이 색깔 칸의 숫자가 되도록 빈칸을 채우세요.

	8	20
		33
28	25	+

		20
	10	12
19	13	+

108

앞(또는 위)의 수에서 뒤(또는 아래)의 수를 뺀 값이 색깔 칸의 숫자가 되도록 빈칸을 채우세요.

10	5	5
		3
4	2	-

		10
	10	5
15	10	-

109

앞(또는 위)의 수에서 뒤(또는 아래)의 수를 뺀 값이 색깔 칸의 숫자가 되도록 빈칸을 채우세요.

	11	7
		8
6	7	-

		9
15		8
6	5	-

110

앞의 두 수를 곱한 값이 색깔 칸의 숫자가 되도록 빈칸을 채우세요.

2	7	14
		15
10	21	×

4		32
		36
12	96	×

111

글자의 색깔을 빠르게 말하면서 써 보세요.

| 빨강 | 보라 | 파랑 | 노랑 |

"파랑" "초록"

| 검정 | 노랑 | 초록 | 주황 |

| 주황 | 검정 | 노랑 | 보라 |

| 파랑 | 보라 | 검정 | 빨강 |

112

글자의 색깔을 빠르게 말하면서 써 보세요.

| 검정 | 빨강 | 초록 | 보라 |

| 노랑 | 파랑 | 빨강 | 검정 |

| 빨강 | 초록 | 주황 | 보라 |

| 주황 | 검정 | 파랑 | 초록 |

113

글자가 뜻하는 색깔을 찾아서 연결해 보세요.

검정 •

빨강 •

보라 •

초록 •

주황 •

114

도형의 안쪽이 글자가 뜻하는 색깔로 이루어진 것을 찾아서 연결해 보세요.

주황 •

노랑 •

빨강 •

보라 •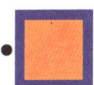

파랑 •

115

도형의 테두리가 글자가 뜻하는 색깔로 이루어진 것을 찾아서 연결해 보세요.

보라 •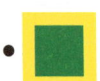

검정 •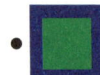

파랑 •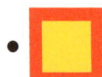

노랑 •

빨강 •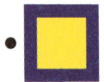

116

상자 안에 있는 부분부분 지워진 도형의 원래 모습을 찾아 보세요.

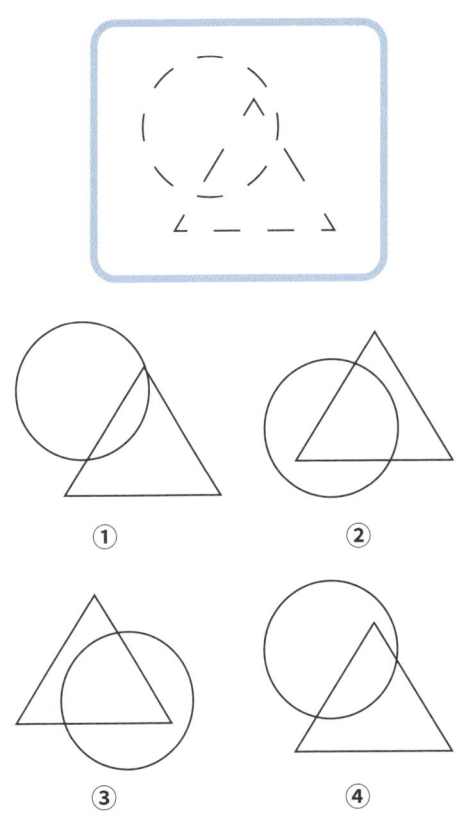

117

상자 안에 있는 부분 부분 지워진 도형의 원래 모습을 찾아 보세요.

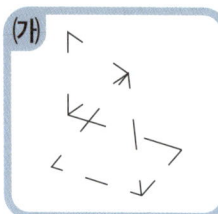
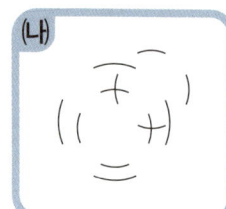

①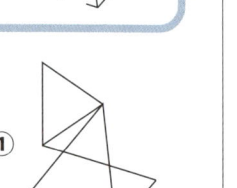
①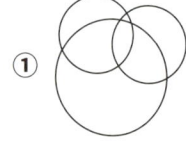

②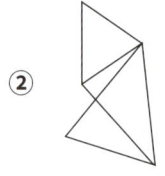
②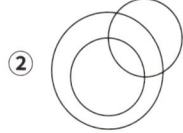

③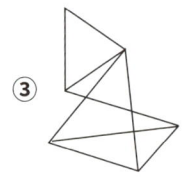
③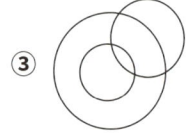

118

상자 안에 있는 부분 부분 지워진 도형의 원래 모습을 찾아 보세요.

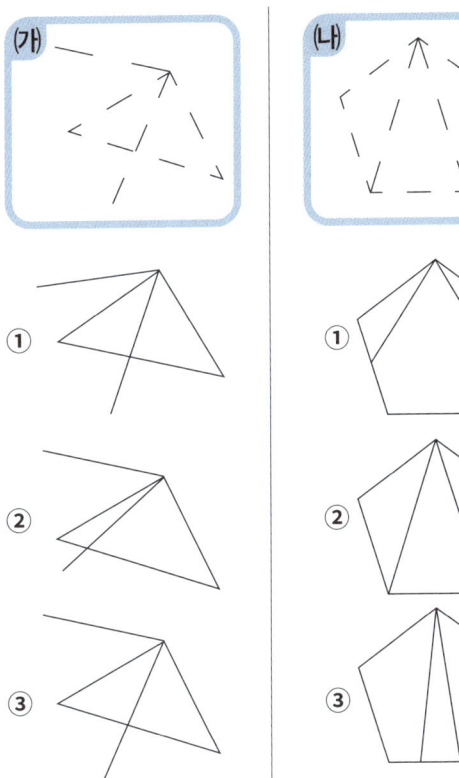

119

상자 안에 있는 부분부분 지워진 도형의 원래 모습을 그려 주세요.

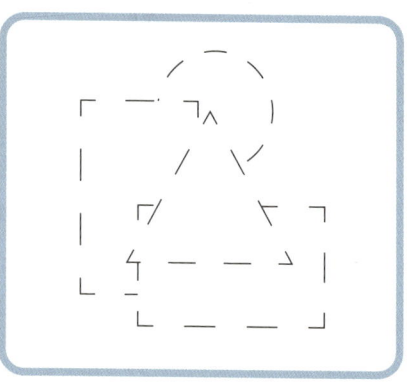

원래 모습

120

상자 안에 있는 부분부분 지워진 도형의 원래 모습을 그려 주세요.

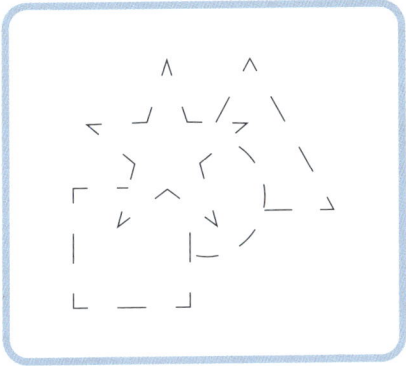

원래 모습

121

<보기>의 글자를 넣어 낱말을 완성하세요.

보기: 춘 도 기 장 래 이 상 소 무 사

	비		포		당
	상				
	금	쟁			
득			사		
세					름
		또			

122

<보기>의 글자를 넣어 낱말을 완성하세요.

보기
김 름 참 네 아 살 차 집 기 인

무				치	
	도		시		
도					
	주				
			이	야	
	장				름

123

<보기>의 글자를 넣어 낱말을 완성하세요.

보기: 속 레 패 양 진 시 래 도 고 태

고		감			
		사			말
			물		
로				양	이
		극	기		
동					아

124

<보기>의 글자를 넣어 낱말을 완성하세요.

보기: 트 톤 팅 틱 타 콜 립 플 니 레

미				튤	
					스
스			라	스	
커		랑		트	
	렁	크			
				스	

125

<보기>의 글자를 넣어 낱말을 완성하세요.

보기: 영 현 화 첨 보 품 배 기

울			당		
	름			성	대
	달	부			사
		귀			회
	환			념	
			장		

126

더하여 10이 되는 가로/세로/대각선 방향의 인접한 두 수를 찾아 보세요. (총 6개)

6	7	7	8	3	2
1	7	2	9	4	1
4	6			7	9
5	3	10		2	7
8	7	6	5	5	6
1	9	3	2	7	1

127

더하여 15가 되는 가로/세로/대각선 방향의 인접한 두 수를 찾아 보세요. (총 8개)

6	8	6	7	3	12
1	7	2	14	4	14
4	6			11	9
9	13		15	3	7
14	7	10	5	5	6
1	9	13	2	4	11

128

더하거나 빼서 17이 되는 가로/세로/대각선 방향의 인접한 두 수를 찾아 보세요.
(총 10개)

9	2	8	8	5	8	9	9
9	22	2	5	4	1	4	4
7	9	5	1	2	8	7	10
20	3	1	17		6	2	8
1	14	5			1	2	27
2	6	2	1	12	8	7	10
6	4	2	5	6	8	5	6
3	11	8	1	2	1	14	3

129

더해서 12가 되는 가로/세로/대각선 방향의 인접한 세 수를 찾아 보세요. (총 8개)

3	4	4	2	6	5	8	2
4	2	2	8	9	2	6	3
7	2	5	7	2	5	8	3
7	4	8			4	7	9
4	3	7	12		4	2	1
2	6	1	7	6	6	8	6
2	4	8	2	1	5	5	2
1	2	11	3	7	15	2	7

130

더하거나 빼거나 곱하거나 나누어서 10이 되는 가로/세로/대각선 방향의 인접한 두 수를 찾아 보세요. (총 8개)

8	6	9	3	8	20	1
9	21	13	2	9	3	9
7	5	4	4	7	9	9
7	11	5	10	4	7	4
15	4	2	9	2	3	2
12	7	22	13	20	11	14
7	2	4	1	6	3	12

131

낮은 수부터 높은 순으로 차례대로 찾아 보세요. (1~25)

사	8	스물	22	열셋
23	5	16	①	아홉
11	십칠	열	이	25
3	이십사	십구	14	십이
15	일곱	18	6	21

132

낮은 수부터 높은 순으로 차례대로 찾아 보세요. (20~44)

사십일	33	마흔셋	스물둘	27
23	39	42	(20)	이십육
이십오	35	삼십팔	마흔	29
28	이십일	31	24	30
삼십사	44	서른둘	36	삼십칠

133

낮은 수부터 높은 순으로 차례대로 찾아 보세요. (31~55)

쉰하나	45	52	삼십삼	36
49	31	사십육	48	마흔셋
50	사십	38	사십이	55
마흔넷	35	오십삼	서른둘	39
41	삼십칠	47	34	쉰넷

134

낮은 수부터 높은 순으로 차례대로 찾아보세요. (50~74)

68	육십칠	73	육십사	66
육십구	오십	51	62	예순
일흔	65	쉰둘	일흔둘	55
쉰일곱	56	오십삼	쉰넷	오십구
71	74	61	육십삼	58

135

낮은 수부터 높은 순으로 차례대로 찾아 보세요. (66~90)

68	여든둘	팔십구	75	85
72	팔십육	83	일흔	칠십구
81	일흔넷	78	67	아흔
칠십칠	66	88	팔십칠	73
팔십	71	여든넷	76	육십구

136

<출발>에서 <도착>까지의 길을 찾아 주세요.

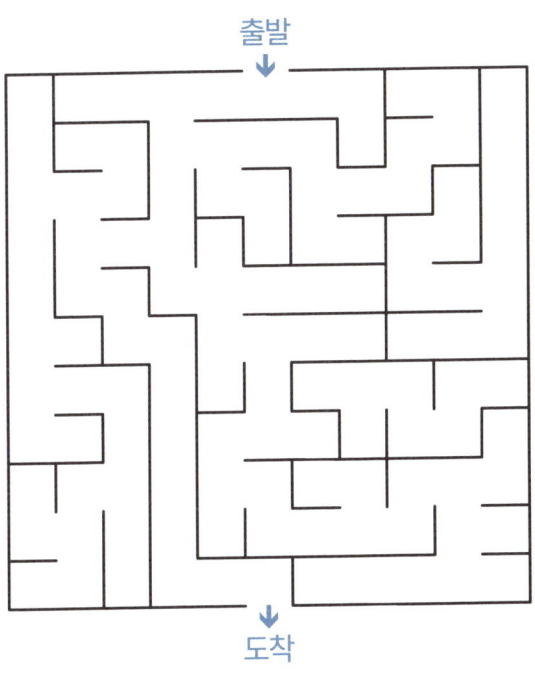

137

<출발>에서 <도착>까지의 길을 찾아주세요.

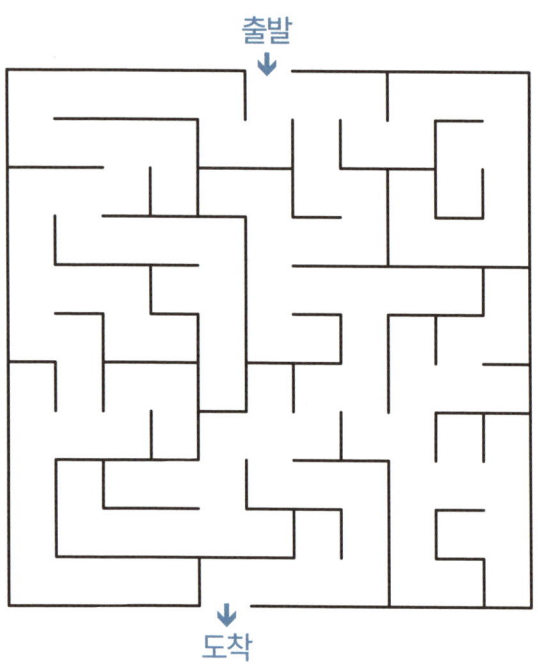

138

<출발>에서 <도착>까지의 길을 찾아 주세요.

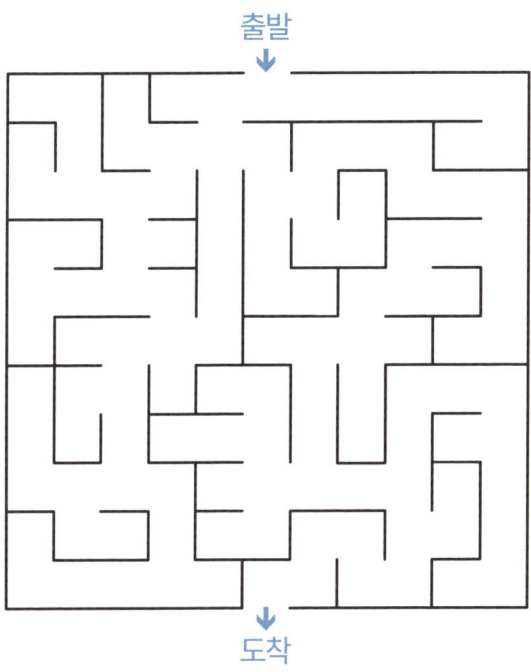

139

<출발>에서 <도착>까지의 길을 찾아 주세요.

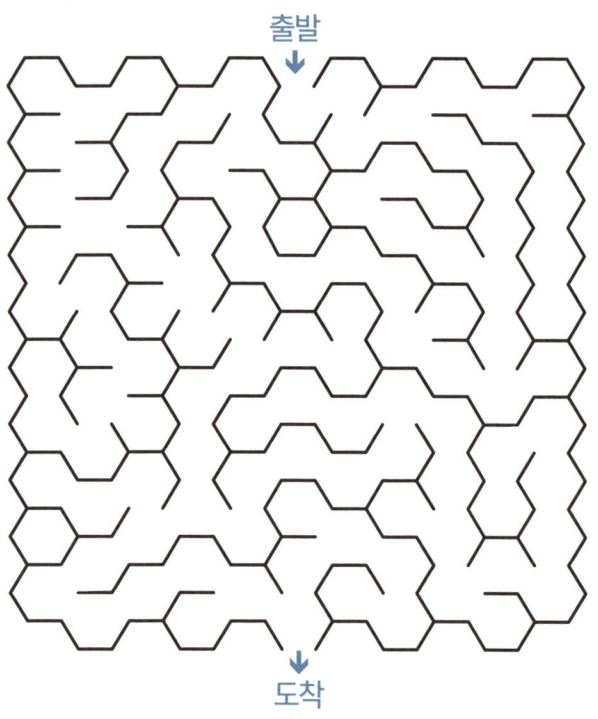

140

<출발>에서 <도착>까지의 길을 찾아 주세요.

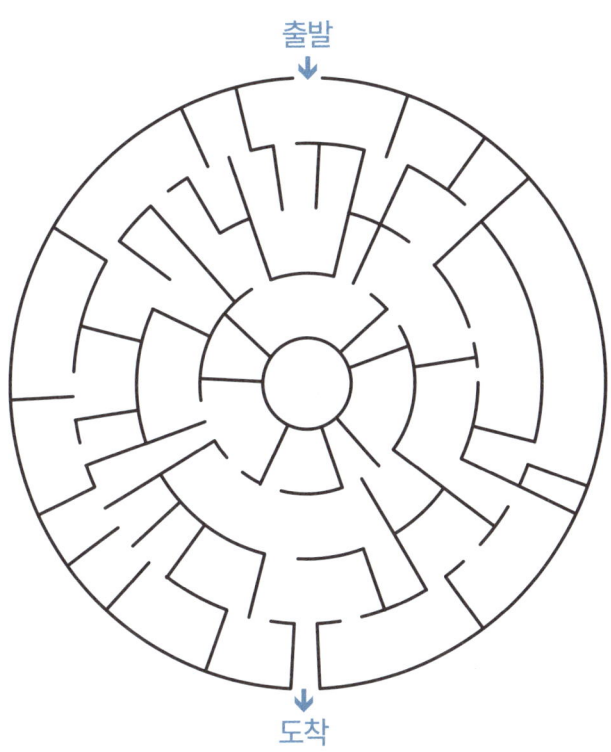

141

주어진 글자를 조합하여 네 글자 단어를 만들어 보세요.

늘보	랑카	나무	소문
연개	샌드	외유	모나
시아	파시	스리	아카
위치	리자	텔레	내강

나무늘보 ,

,

,

,

142

주어진 글자를 조합하여 네 글자 단어를 만들어 보세요.

마시	석가	에어	국수
사전	로즈	모사	바이
조삼	러스	멜로	강강
팽이	술래	비빔	전자
모니	로빅	마리	버섯

☐ , ☐

☐ , ☐

☐ , ☐

☐ , ☐

☐ , ☐

143

주어진 글자를 조합하여 네 글자 단어를 만들어 보세요.

배추	라지	빨랫	만리
설상	알레	일편	리카
노르	십중	르기	웨이
단심	아프	김치	팔구
비누	장성	미꾸	가상

,	
,	
,	
,	
,	

144

주어진 글자를 조합하여 네 글자 단어를 만들어 보세요.

청출	파이	카도	미네
스케	치노	텔레	개혁
비전	피노	카푸	이트
갑오	아보	어람	비아
콜롬	소타	키오	와이

	,	

	,	

	,	

	,	

	,	

- 151 -

145

주어진 글자를 조합하여 네 글자 단어를 만들어 보세요.

헬리	박테	모네	쓰레
스틱	공주	구리	견물
주경	생심	스트	콥터
아네	기통	청개	야독
리아	레칭	플라	인어

,	
,	
,	
,	
,	

146

저울이 수평을 유지하도록 왼쪽과 오른쪽의 계산값을 같게 만들어 주세요.

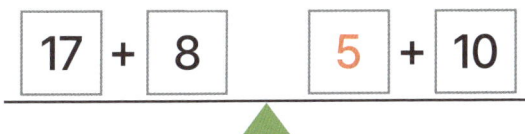

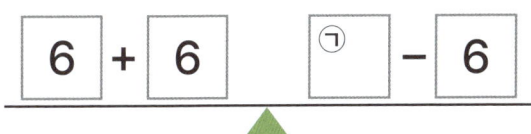

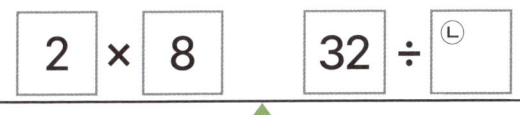

147

저울이 수평을 유지하도록 왼쪽과 오른쪽의 계산값을 같게 만들어 주세요.

| 7 + 8 | ㉠ + 9 |

| 7 + 9 | ㉡ - 4 |

| 1 × 4 | 8 ÷ ㉢ |

148

<예시>처럼 주어진 숫자를 한 번씩만 사용하면서 왼쪽과 오른쪽의 계산값을 같게 만들어 주세요.

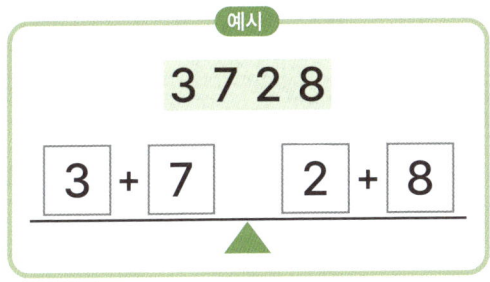

3 5 7 9

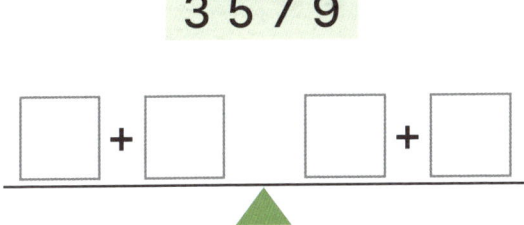

149

주어진 숫자를 한 번씩 사용하여 왼쪽과 오른쪽의 계산값을 같게 만들어 주세요.

㉠

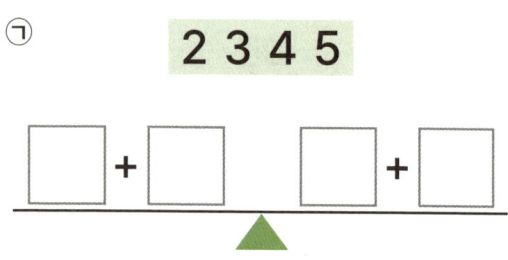

㉡

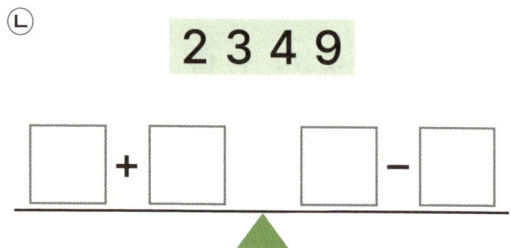

150

왼쪽과 오른쪽의 계산값이 같도록 연산 기호(+, −, ×, ÷)를 적어 주세요.

㉠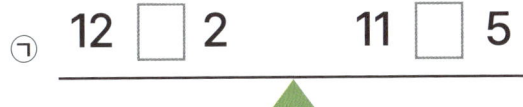

㉡

㉢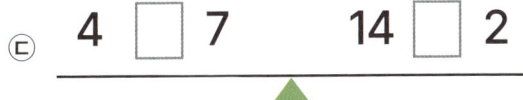

151

주어진 글자와 같은 글자를 찾아 보세요.
(3개)

갉

갊	갛	갏	갼	걺	걃	곪	갉
곬	갊	걲	갉	갸	갊	걓	곪
갊	겪	곪	갊	긁	긺	걃	걓
걃	굶	갛	갏	겱	갊	걓	걃
갊	갉	걃	갊	곪	겶	걊	갊
곪	굶	굵	걃	굵	갉	걃	걓
걓	걊	걃	곪	갊	걃	갊	걃
걃	곪	걓	걃	곪	걃	곪	갊

152

주어진 글자와 같은 글자를 찾아 보세요. (3개)

닭

덖	둙	닯	닾	덖	댥	닿	돍
덟	닿	닿	돍	둙	딁	덟	덖
닯	덖	둙	댥	닿	닭	닯	둙
딁	닭	닯	덟	돍	덖	딁	댥
닿	댥	덖	돍	닯	덟	닿	닿
덖	닿	닿	닯	닾	닿	돍	닯
둙	닯	딁	닿	닿	댥	닭	닿
닿	돍	댥	덟	덖	닯	둙	딁

153

주어진 글자와 같은 글자를 찾아 보세요.
(3개)

찮

잖	찹	찾	찱	찱	칭	찬	찾
칭	청	찾	찾	잖	찹	찱	찾
찮	찱	찬	찮	찮	청	찾	칭
잖	찹	찾	찹	찾	찹	잖	
찮	찾	청	찹	찬	찾	찱	청
찱	찾	잖	찱	찮	찾	찹	찬
찬	찮	칭	찱	청	찾	찮	찱
찹	청	찾	찹	찾	잖	찮	찹

154

주어진 글자와 같은 글자를 찾아 보세요.
(3개)

밟

밝	볿	벍	밣	밝	밫	밦	붉
붉	밝	밫	밧	븍	밣	벍	밟
밧	밟	밦	벌	밖	볿	밝	밦
밣	붉	밧	밝	밧	벍	밝	밫
밦	밖	볿	벍	밫	붉	븍	볿
벌	벍	밝	밧	밣	밦	벌	밝
밫	밝	븍	벌	밟	밧	밖	벍
밝	붉	볿	밦	밝	붉	밝	밫

155

주어진 글자와 같은 글자를 찾아 보세요.
(5개)

핥

햙	홇	훅	핣	핞	핦	훅	핥
헕	핦	햠	향	훅	휼	핦	핣
훌	헑	핦	헕	핥	븗	헕	훌
햠	홇	휼	핞	할	헑	향	햠
홇	핦	핥	핣	햙	핞	훌	홇
향	핦	홇	헕	헑	핦	핥	휼
할	헕	휼	훅	햙	핦	훅	헑
핥	헑	헕	햙	핦	훌	할	햠

156

♣ 표시가 되어 있는 곳을 색칠하여 숨은 글자를 찾아 보세요.

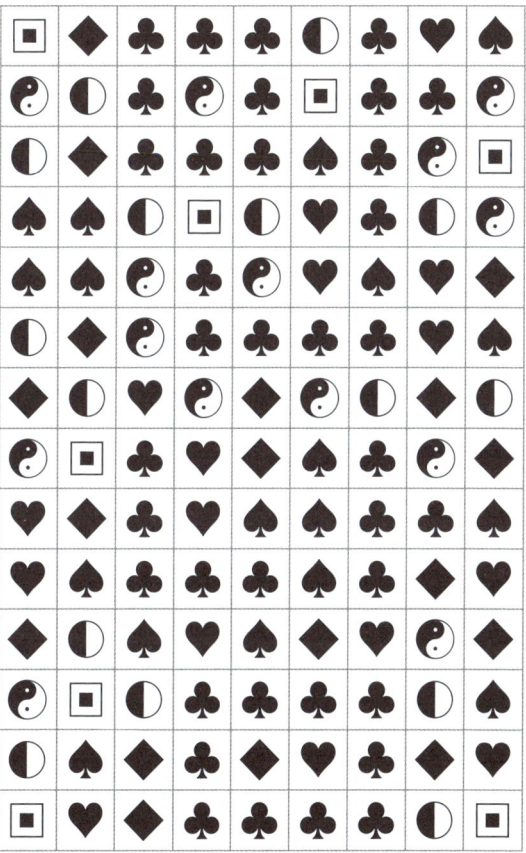

157

◈ 표시가 되어 있는 곳을 색칠하여 숨은 글자를 찾아 보세요.

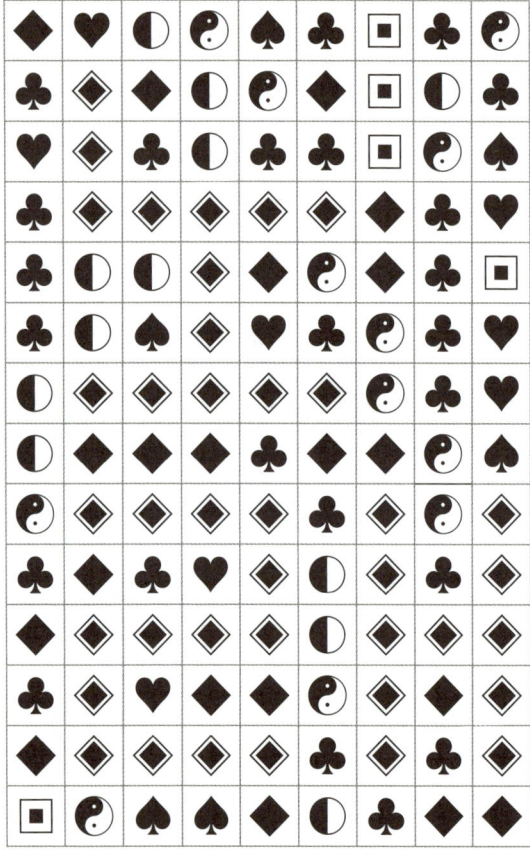

158

도형의 배열 규칙을 찾아내고 <예시>와 같이 빈칸에 들어갈 도형을 그려 주세요.

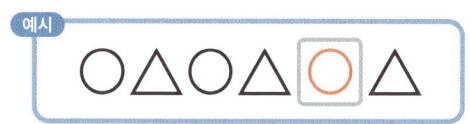

㉠ ☆○△☆ □ △

㉡ □ ○△⬠ □ △

㉢ ☆☆○☆ □ □ ☆☆○

㉣ ○□ □ ○□○○ □ ○

159

표시한 곳에서 시작하여 기호가 가리키는 방향에 따라 이동하는 선을 그리고, 표를 빠져나오게 되는 마지막 도형에 동그라미 쳐 주세요.

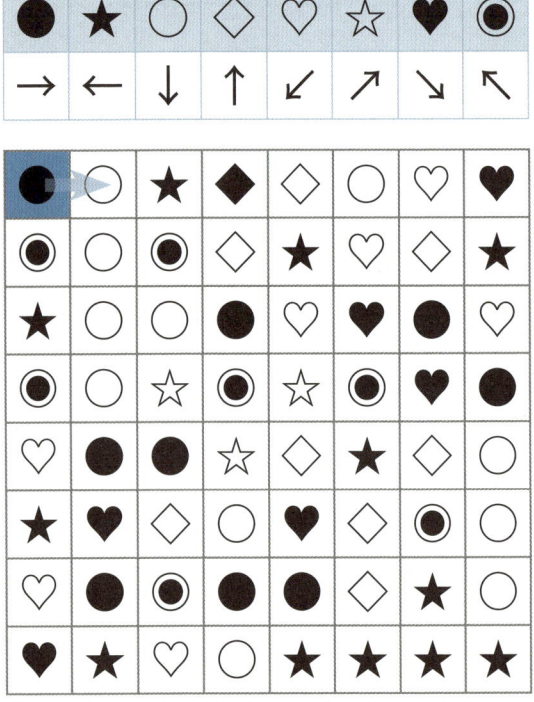

160

표시한 곳에서 시작하여 기호가 가리키는 방향에 따라 이동하는 선을 그리고, 표를 빠져나오게 되는 마지막 도형에 동그라미 쳐 주세요.

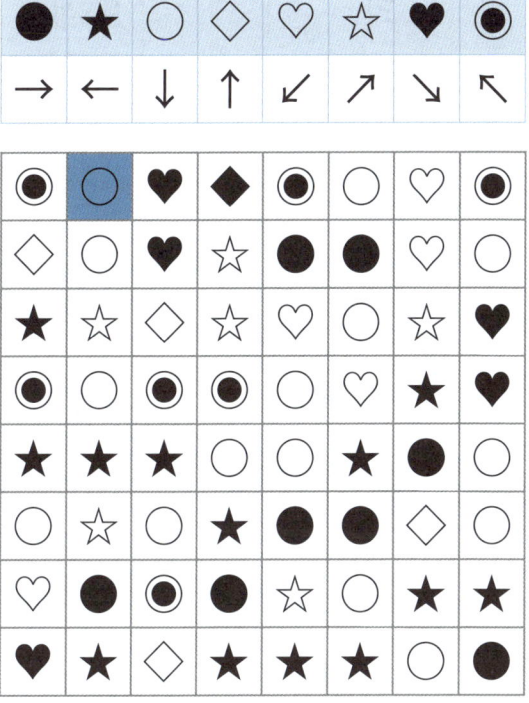

161

공통으로 들어갈 첫음절 글자를 적어 보세요.

ㄱ)
| 죄 |
| 과 |
| 람 |

ㄴ)
| 돌 |
| 도계 |
| 실 |

ㄷ)
| 고 |
| 방 |
| 붕어 |

ㄹ)
| 어 |
| 극곰 |
| 새통 |

ㅁ)
| 량 |
| 투 |
| 문지 |

ㅂ)
| 판 |
| 걸리 |
| 둥이 |

162

공통으로 들어갈 첫음절 글자를 적어 보세요.

㉠
자
퉁이
양

㉡
매
편
대문

㉢
프
판지
목길

㉣
니
덕
저리

㉤
하
제
의금

㉥
수
람회
물관

163

공통으로 들어갈 첫음절 글자를 적어 보세요.

ㄱ)
| 미자 |
| 뚝이 |
| 메가 |

ㄴ)
| 탄 |
| 량 |
| 나절 |

ㄷ)
| 빛 |
| 금자 |
| 두덩 |

ㄹ)
| 람 |
| 쌈 |
| 자기 |

ㅁ)
| 녀 |
| 각 |
| 장인 |

ㅂ)
| 벼락 |
| 가스 |
| 방석 |

164

공통으로 들어갈 첫음절 글자를 적어 보세요.

ㄱ)
| 도 |
| 랑새 |
| 출소 |

ㄴ)
| 황 |
| 사자 |
| 첨 |

ㄷ)
| 첩 |
| 낯 |
| 들레 |

ㄹ)
| 려 |
| 객 |
| 강기 |

ㅁ)
| 임자 |
| 사병 |
| 산도 |

ㅂ)
| 상형 |
| 바지 |
| 방인 |

165

공통으로 들어갈 첫음절 글자를 적어 보세요.

ⓖ
	이터
	일락
	디오

ⓛ
	샘
	하늘
	송이

ⓒ
	로리
	자루
	국수

ⓔ
	척
	새풀
	만큼

ⓜ
	화재
	방구
	설주

ⓑ
	자기
	옷
	판

166

금고를 열기 위해서는 더해서 100이 되는 서로 다른 세 수를 눌러주어야 합니다. 해당하는 세 수를 찾아 주세요.

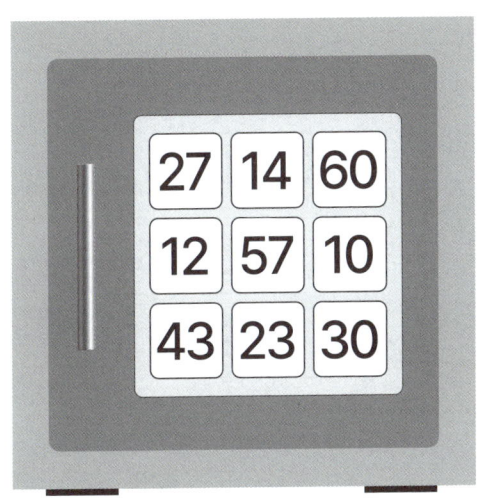

167

금고를 열기 위해서는 더해서 100이 되는 서로 다른 세 수를 눌러주어야 합니다. 해당하는 세 수를 찾아 주세요.

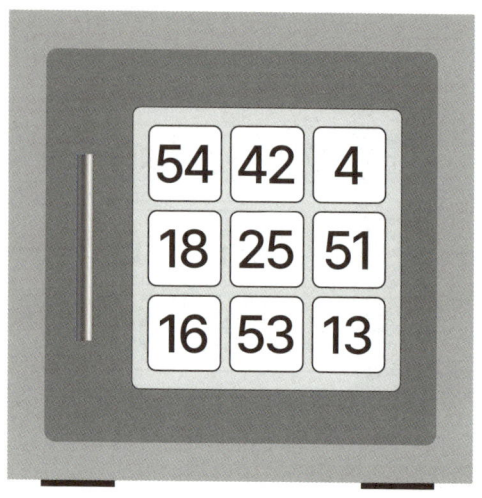

168

금고를 열기 위해서는 더해서 100이 되는 서로 다른 세 수를 눌러주어야 합니다. 해당하는 세 수를 찾아 주세요.

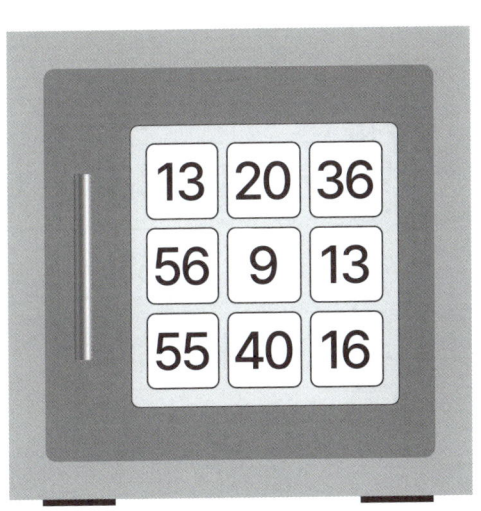

169

금고를 열기 위해서는 더해서 100이 되는 서로 다른 세 수를 눌러주어야 합니다. 해당하는 세 수를 찾아 주세요.

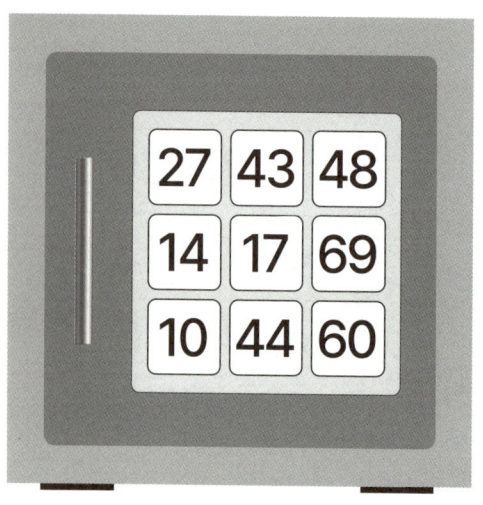

170

금고를 열기 위해서는 더해서 100이 되는 서로 다른 세 수를 눌러주어야 합니다. 해당하는 세 수를 찾아 주세요.

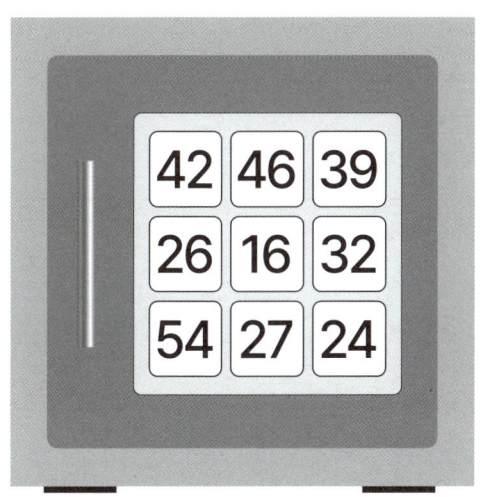

171

다음 장소와 관련한 단어를 주어진 초성을 보고 연상해 보세요.

> 욕실

ㅅㅁㄷ	
ㅊㅇ	
ㅅㄱ	
ㅂㄴ	
ㅅㅇㄱ	
ㅅㅍ	
ㅅㄹㅍ	
ㄱㅇ	

172

다음 장소와 관련한 단어를 주어진 초성을 보고 연상해 보세요.

> 주방

ㅅㅋㄷ	
ㅁㄱㅋ	
ㅈㅂ	
ㄴㅂ	
ㅅㄱㄹ	
ㄱㅈ	
ㅈㅈㅈ	
ㄱㅅㄹㅇㅈ	

173

다음 장소와 관련한 단어를 주어진 초성을 보고 연상해 보세요.

> 병원

ㅇㅅ	
ㄱㅎㅅ	
ㅈㅅㄱ	
ㅊㅂㅈ	
ㅁㄹㅊㄹ	
ㅇㄱㅅ	
ㅈㄹㅅ	
ㅅㅅㅅ	

174

다음 장소와 관련한 단어를 주어진 초성을 보고 연상해 보세요.

> 은행

ㅌ ㅈ	
ㅂ ㅁ ㅂ ㅎ	
ㄱ ㅈ ㅇ ㅊ	
ㅈ ㅇ	
ㄷ ㅊ	
ㄱ ㄹ	
ㅈ ㄱ	
ㅊ ㅇ ㄱ ㅊ	

175

다음 장소와 관련한 단어를 주어진 초성을 보고 연상해 보세요.

> 공항

ㅇㄱ	
ㅁㅅㅈ	
ㅂㅎㄱ	
ㅌㅅㄱ	
ㅌㅁㄴ	
ㅅㅁㅇ	
ㅅㅎㅁ	
ㅈㅈㅅ	

176

상자 안의 그림과 같은 그림을 찾아 보세요.

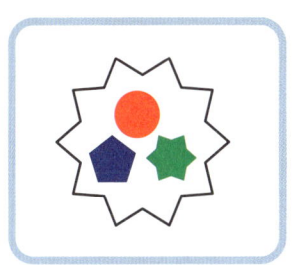

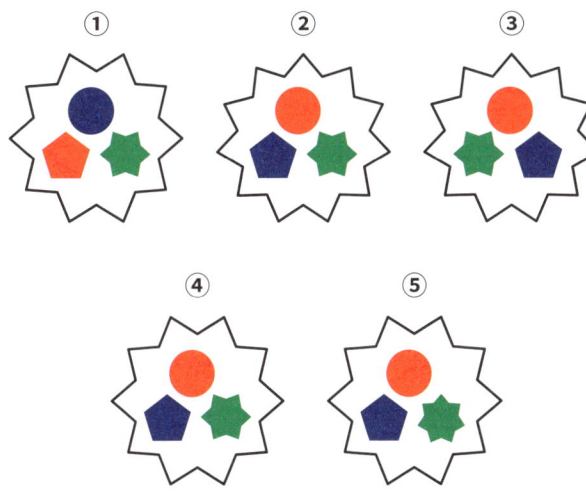

177

상자 안의 그림과 같은 그림을 찾아 보세요.

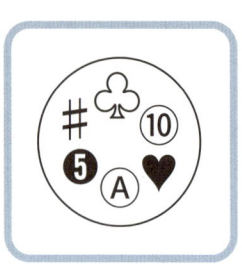

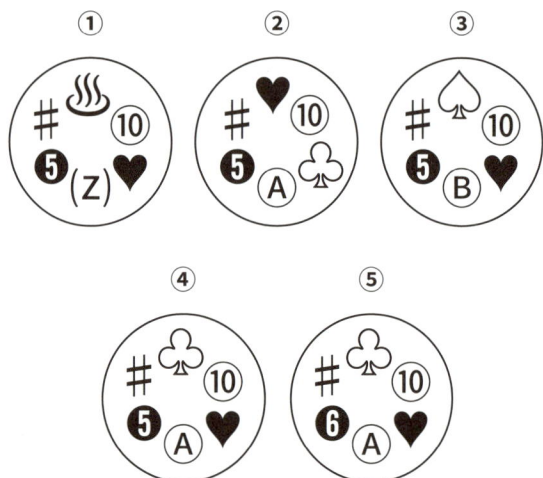

178

상자 안의 그림과 같은 그림을 찾아 보세요.

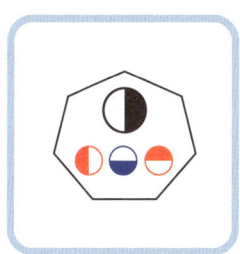

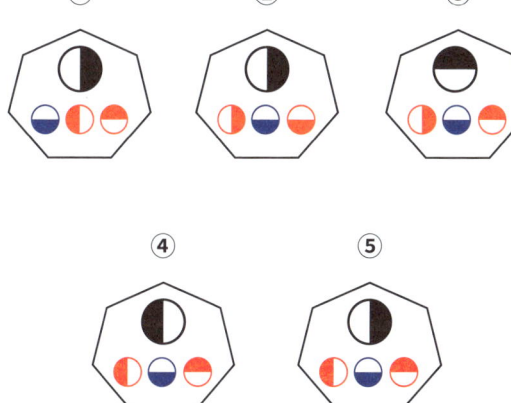

179

<보기>의 도형에는 몇 개의 정사각형이 있나요? 크기별로 세어 보세요.

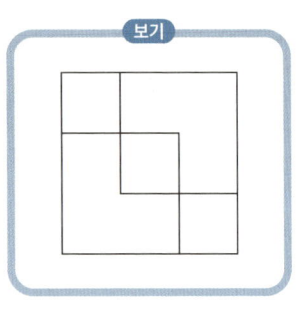

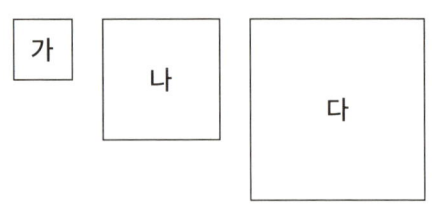

가: 개
나: 개
다: 개

180

<보기>의 도형에는 몇 개의 정사각형이 있나요? 크기별로 세어 보세요.

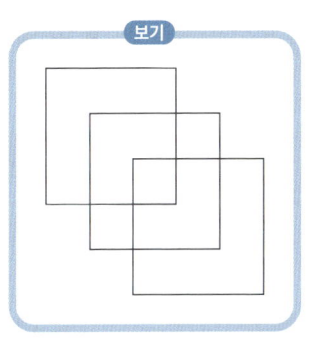

가: 개
나: 개
다: 개

181

사자성어와 뜻을 바르게 연결하세요.

호가호위 •

• 어릴 때부터 같이 놀며 함께 자란 친구

죽마고우 •

• 여우가 호랑이의 위세를 빌려 호기를 부린다

읍참마속 •

• 혼자서 천 명을 당해낼 만한 실력을 갖춘 것

식자우환 •

• 큰 목적을 위하여 자신이 아끼던 사람을 버림

일기당천 •

• 아는 것이 많아서 오히려 근심이 생긴다

182

사자성어와 뜻을 바르게 연결하세요.

대기만성 •

과유불급 •

견리사의 •

아전인수 •

일석이조 •

• 자기 자신에게만 이롭게 되도록 생각하고 행동함

• 한 개의 돌로 두 마리의 새를 잡는다

• 큰 그릇은 늦게 완성되는 것처럼 오랜 시간 동안 노력하여 성공함

• 지나친 것은 미치지 못한 것과 같다

• 이익을 보면 의리에 맞는지 생각하고 행동하라

183

사자성어와 뜻을 바르게 연결하세요.

전화위복 •　　　　• 제자가 스승보다 뛰어나다

청출어람 •　　　　• 옛것을 익히고 새것을 배운다

회자정리 •　　　　• 모든 일은 결국 올바른 방향으로 돌아가게 된다

온고지신 •　　　　• 재앙이 오히려 복이 되어 돌아온다

사필귀정 •　　　　• 만남이 있으면 이별이 있다

184

사자성어와 뜻을 바르게 연결하세요.

마이동풍 • • 불 보듯 뻔하다

권선징악 • • 근본 원인을 찾아서 제거하는 것

명약관화 • • 착한 일을 권장하고 악한 일을 벌한다

양두구육 • • 겉으로는 그럴싸하게 포장하면서 실제로는 실속이 없는 것

발본색원 • • 남의 말을 귀담아 듣지 않고 무시하고 흘려 듣는다

185

사자성어와 뜻을 바르게 연결하세요.

낭중지추 •   • 달걀을 쌓아놓은 몹시 위태로운 형세

괄목상대 •   • 자기 생각 없이 남의 의견에 따라 덩달아 움직임

명경지수 •   • 학식이나 재주가 눈을 비비고 다시 볼 만큼 발전함

누란지위 •   • 맑은 거울과 고요한 물처럼 티없이 맑고 깨끗한 마음

부화뇌동 •   • 재능이 뛰어난 사람은 숨어 있어도 저절로 드러난다

186

위에서 아래로 내려가면서 순서대로 연산해 보세요.

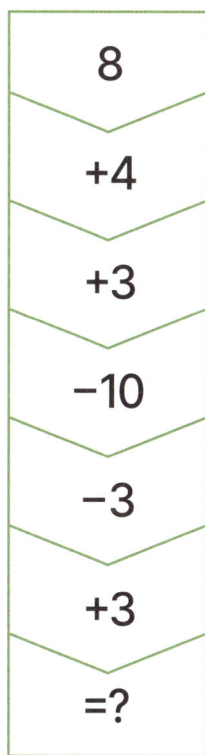
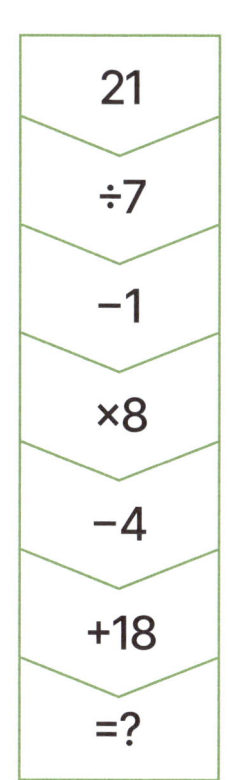

187

아래에서 위로 올라가면서 순서대로 연산해 보세요.

=?	=?	=?
+6	+6	+29
+4	−10	×3
+11	+11	÷11
+4	−12	×7
+10	+4	÷4
15	16	44

188

주어진 숫자에서 가로 방향으로는 5씩 더한 숫자를, 세로 방향으로는 3씩 뺀 숫자를 적어 주세요.

50	55		65		
47					
44					
				61	

189

주어진 숫자에서 가로 방향으로는 3씩 뺀 숫자를, 세로 방향으로는 4씩 뺀 숫자를 적어 주세요.

100	97			88	
96					
88					
				68	

190

인접한 두 수를 더하고 더한 수의 끝자리 (일의 자리 수)를 두 수 사이 아래쪽에 적어 주세요.

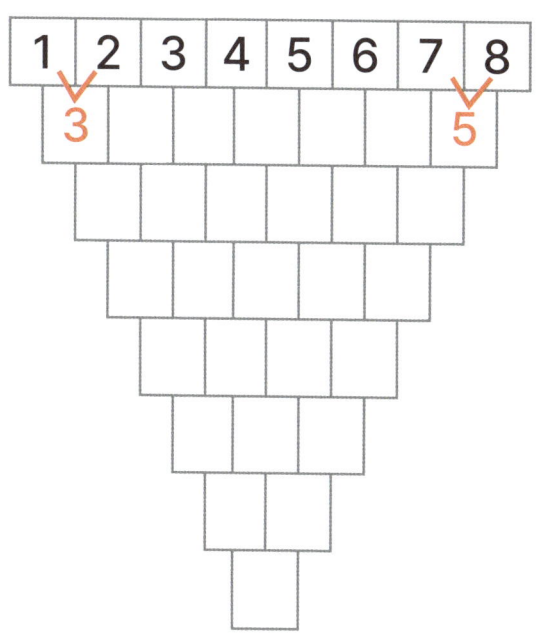

191

제시된 단어와 다른 분류에 해당하는 단어를 찾아 보세요.

| 부산 | ① 남산 ② 마산 ③ 논산 ④ 울산 |

| 진달래 | ① 벚꽃 ② 할미꽃 ③ 나팔꽃 ④ 웃음꽃 |

| 피아노 | ① 첼로 ② 바이올린 ③ 니나노 ④ 기타 |

| 세종대왕 | ① 염라대왕 ② 선덕여왕 ③ 근초고왕 ④ 광개토대왕 |

192

제시된 단어와 다른 분류에 해당하는 단어를 찾아 보세요.

| 변호사 | ① 간호사 ② 변리사 ③ 형용사 ④ 마술사 |

| 무릎 | ① 허리 ② 어깨 ③ 팔꿈치 ④ 두릅 |

| 탄소 | ① 질소 ② 고소 ③ 산소 ④ 염소 |

| 고등어 | ① 광어 ② 금붕어 ③ 악어 ④ 상어 |

193

제시된 단어와 다른 분류에 해당하는 단어를 찾아 보세요.

| 빨강 | ① 노랑　② 파랑　③ 사랑　④ 보라 |

| 입춘 | ① 회춘　② 입추　③ 춘분　④ 대설 |

| 플라톤 | ① 니체　② 소크라테스　③ 바리톤　④ 아리스토텔레스 |

| 광복절 | ① 성탄절　② 친절　③ 한글날　④ 개천절 |

194

제시된 단어와 다른 분류에 해당하는 단어를 찾아 보세요.

| 맑음 | ① 흐림 ② 안개 ③ 웃음 ④ 천둥번개 |

| 기쁨 | ① 분노 ② 즐거움 ③ 슬픔 ④ 바쁨 |

| 군고구마 | ① 호떡 ② 겨울 ③ 붕어빵 ④ 호빵 |

| 과학 | ① 국어 ② 수학 ③ 방학 ④ 체육 |

195

제시된 단어와 다른 분류에 해당하는 단어를 찾아 보세요.

| 미국 | ① 미역국 ② 한국 ③ 영국 ④ 태국 |

| 토성 | ① 금성 ② 목성 ③ 여성 ④ 화성 |

| 삼각형 | ① 오각형 ② 혈액형 ③ 마름모 ④ 직사각형 |

| 고추 | ① 부추 ② 상추 ③ 단추 ④ 배추 |

196

격자의 가로, 세로, 대각선 상에 같은 도형이 중복되지 않도록 <보기>의 도형을 이용해 빈칸을 채워 주세요.

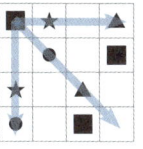

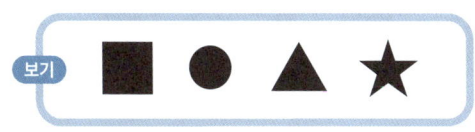

197

격자의 가로, 세로, 대각선 상에 같은 도형이 중복되지 않도록 <보기>의 도형을 이용해 빈칸을 채워 주세요.

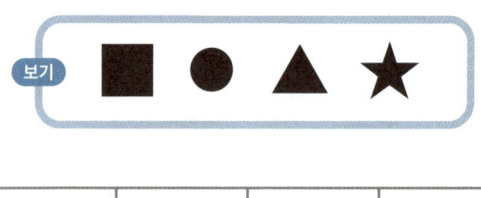

198

다음과 같은 규칙을 지키면서 격자의 빈 칸을 <보기>의 도형으로 채워 주세요.

※ 규칙: 가로 또는 세로 방향, 그리고 굵은 테두리를 두른 작은 정사각형 안에서는 같은 도형이 중복되지 않는다.

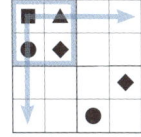

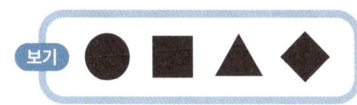

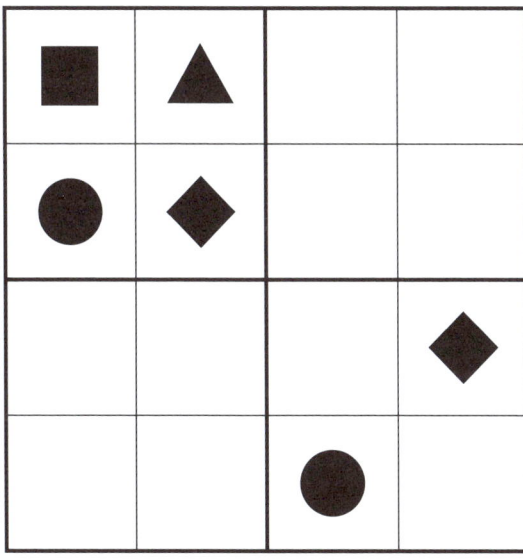

199

다음과 같은 규칙을 지키면서 격자의 빈 칸을 <보기>의 도형으로 채워 주세요.

※ 규칙: 가로 또는 세로 방향, 그리고 굵은 테두리를 두른 작은 정사각형 안에서는 같은 도형이 중복되지 않는다.

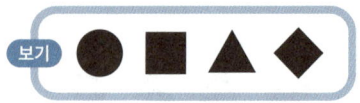

200

다음과 같은 규칙을 지키면서 격자의 빈 칸을 <보기>의 도형으로 채워 주세요.

※ 규칙: 가로 또는 세로 방향, 그리고 굵은 테두리를 두른 작은 정사각형 안에서는 같은 도형이 중복되지 않는다.

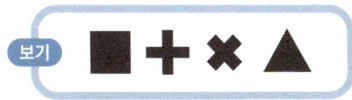

ANSWER

001	개미핥기, 카네이션, 선글라스, 배드민턴, 을지문덕, 고무장갑, 이탈리아, 허수아비
002	네덜란드, 고진감래, 훈민정음, 고슴도치, 게르마늄, 호루라기, 박하사탕, 제기차기
003	비지찌개, 다다익선, 미끄럼틀, 직사광선, 에콰도르, 선덕여왕, 코스모스, 불가사리
004	소탐대실, 하모니카, 오랑우탄, 캄보디아, 줄다리기, 인공지능, 마요네즈, 아카시아
005	만사형통, 스테이크, 크레파스, 이구아나, 해바라기, 차돌박이, 파키스탄, 탄수화물
006	㉠ 5 ㉡ 30 ㉢ 15 ㉣ 45 ㉤ 15
007	㉠ 4 ㉡ 6 ㉢ 16 ㉣ 6 ㉤ 1
008	㉠ 8 ㉡ 19 ㉢ 24 ㉣ 17 ㉤ 2
009	㉠ 4, 5, 1 ㉡ 5, 4, 1 또는 4, 5, 1 ㉢ 5, 1, 4 또는 5, 4, 1
010	㉠ −, − ㉡ +, − ㉢ ×, ÷ ㉣ +, + ㉤ ÷, ×
011	㉠ 엉덩이, 뿔 ㉡ 장날 ㉢ 방울 ㉣ 배꼽 ㉤ 어물전, 꼴뚜기
012	㉠ 포도청 ㉡ 까마귀 ㉢ 감초 ㉣ 도끼, 발등 ㉤ 바가지
013	㉠ 꿩 ㉡ 발, 말 ㉢ 헤엄 ㉣ 가지, 바람 ㉤ 고양이, 부뚜막
014	㉠ 옆구리 ㉡ 등잔 ㉢ 초록 ㉣ 지렁이 ㉤ 뺨, 한강
015	㉠ 가재 ㉡ 고추 ㉢ 식후경 ㉣ 삼년, 풍월 ㉤ 사공, 배
016 017	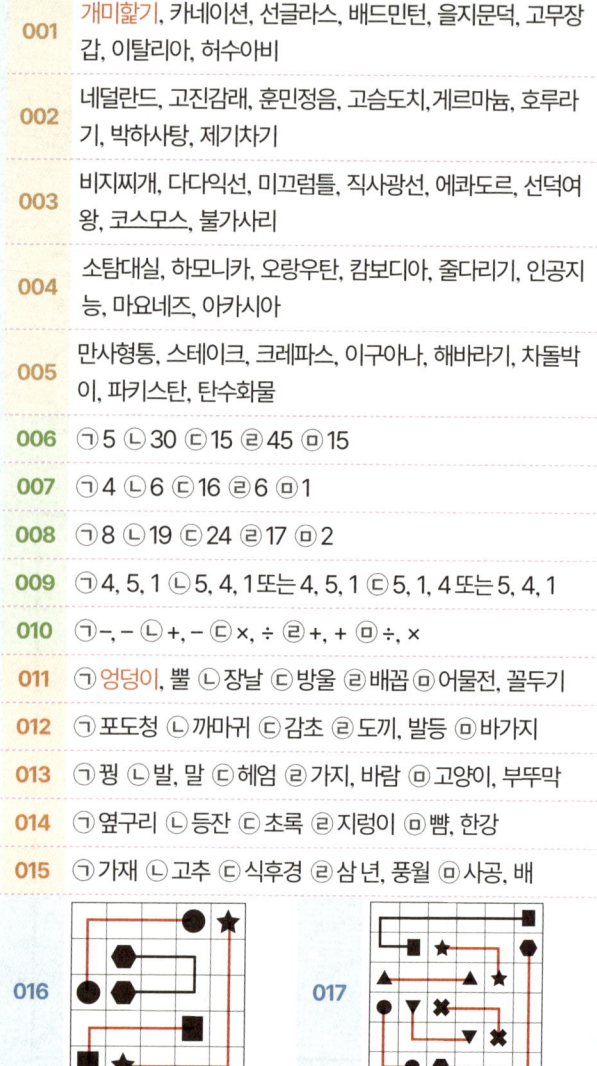

− 208 −

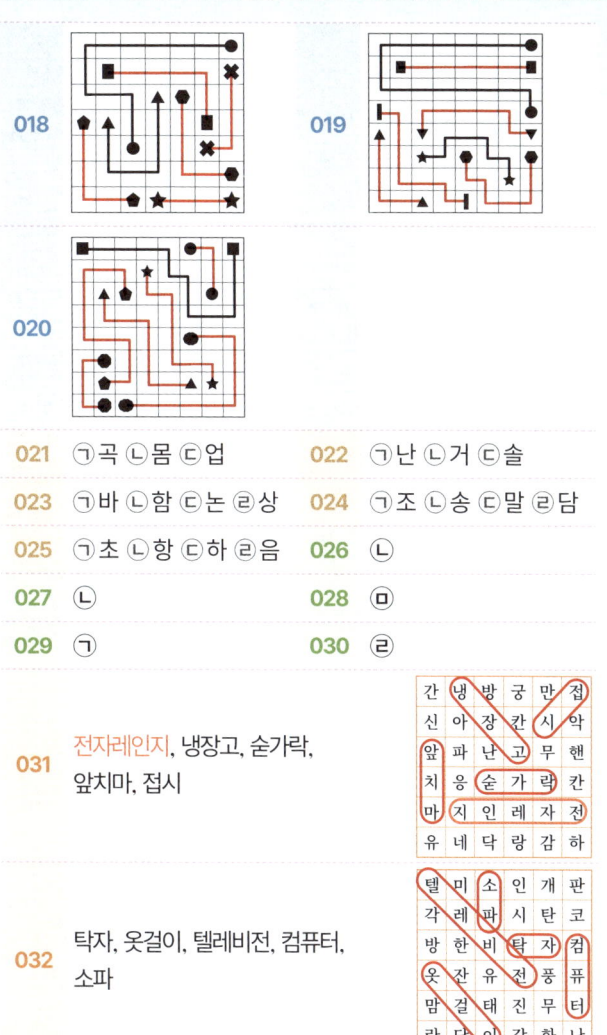

018		019
020		
021	㉠곡 ㉡몸 ㉢업	022 ㉠난 ㉡거 ㉢솔
023	㉠바 ㉡함 ㉢논 ㉣상	024 ㉠조 ㉡송 ㉢말 ㉣담
025	㉠초 ㉡항 ㉢하 ㉣음	026 ㉡
027	㉡	028 ㉢
029	㉠	030 ㉣
031	전자레인지, 냉장고, 숟가락, 앞치마, 접시	
032	탁자, 옷걸이, 텔레비전, 컴퓨터, 소파	

ANSWER

033 수건, 샤워기, 칫솔, 비누, 욕조

솔	칫	슬	나	리	기
방	람	드	우	워	낭
운	욕	즈	샤	양	군
두	핸	조	캐	느	누
칸	수	건	주	넌	비
개	푸	성	섬	닌	름

034 아이스크림, 계란찜, 된장국, 볶음밥, 샐러드, 냉면

흥	푸	계	근	림	주
린	란	그	크	레	깨
찜	ㄴ	스	드	러	샐
짐	이	된	장	국	간
아	우	순	면	속	대
법	밥	음	볶	냉	박

035 바나나, 파인애플, 복숭아, 딸기, 오렌지, 수박

생	성	아	퍼	러	플
덕	숭	나	다	레	애
복	반	가	나	두	인
지	항	룬	박	바	파
미	렌	후	수	포	당
런	자	오	기	딸	등

036 가: ② 나: ④

037 ④

038 ②

039 ①

040 ③

041

		백	혈	구
	모		사	
파	란	만	장	
도		둣		
타		국	화	
기				

042

김		안		
치		구	경	꾼
찌		멍		
개	울	가		출
		게	시	판
			사	랑

043

	동	그	라	미
		사	디	
고	무		오	솔	길
	소			방	
			손	거	울
				님	

044

오				아
세	탁		스	카	프
아		올	케		리
니			이		카
아		스	팔	트	
		님			

045

	피	장	파	장
				마
		지	하	철
뇌	졸	중		일
물		해	바	라	기
			람		장

046 ㉠ 1+3+2=6 ㉡ 4+8+5=17 ㉢ 1+5-3=3

047 ㉠ 2+8+5=15 ㉡ 12+9+7=28 ㉢ 2+10-8=4 ㉣ 12×5÷2=30

048 ㉠ 3+6-5=4 ㉡ 1+12+4=17 ㉢ 4+10-5=9 ㉣ 6×12÷4=18

049 ㉠ 2+8-5=5 ㉡ 3+9+13=25 ㉢ 7+13-8=12 ㉣ 3×10÷5=6 ㉤ 13-9-3+8=9

050 ㉠ 7+25+4=36 ㉡ 6+8-14=0 ㉢ 7+14-8=13 ㉣ 8×10÷4=20 ㉤ 14-8-6+12=12

051 도서관, 인절미, 마술(법)사, 방송국

052 원두막, 길동무, 일회용, 돈방석

053 꽃다발, 자전거, 어린이, 허리춤

054 장난감, 금강산, 가로수, 역무원

055 소주잔, 개천절, 기념일, 표지판

ANSWER

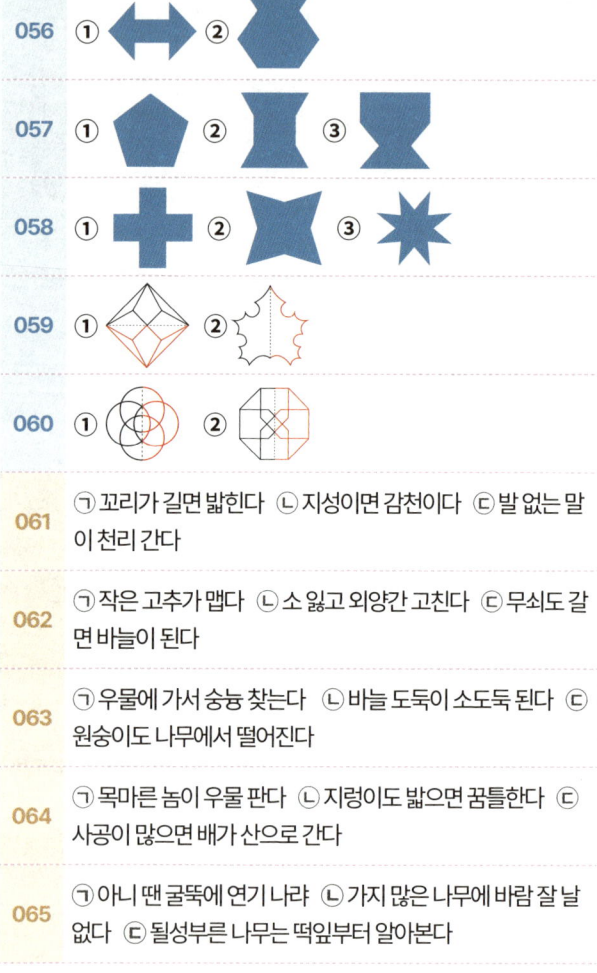

061	㉠ 꼬리가 길면 밟힌다 ㉡ 지성이면 감천이다 ㉢ 발 없는 말이 천리 간다
062	㉠ 작은 고추가 맵다 ㉡ 소 잃고 외양간 고친다 ㉢ 무쇠도 갈면 바늘이 된다
063	㉠ 우물에 가서 숭늉 찾는다 ㉡ 바늘 도둑이 소도둑 된다 ㉢ 원숭이도 나무에서 떨어진다
064	㉠ 목마른 놈이 우물 판다 ㉡ 지렁이도 밟으면 꿈틀한다 ㉢ 사공이 많으면 배가 산으로 간다
065	㉠ 아니 땐 굴뚝에 연기 나랴 ㉡ 가지 많은 나무에 바람 잘 날 없다 ㉢ 될성부른 나무는 떡잎부터 알아본다

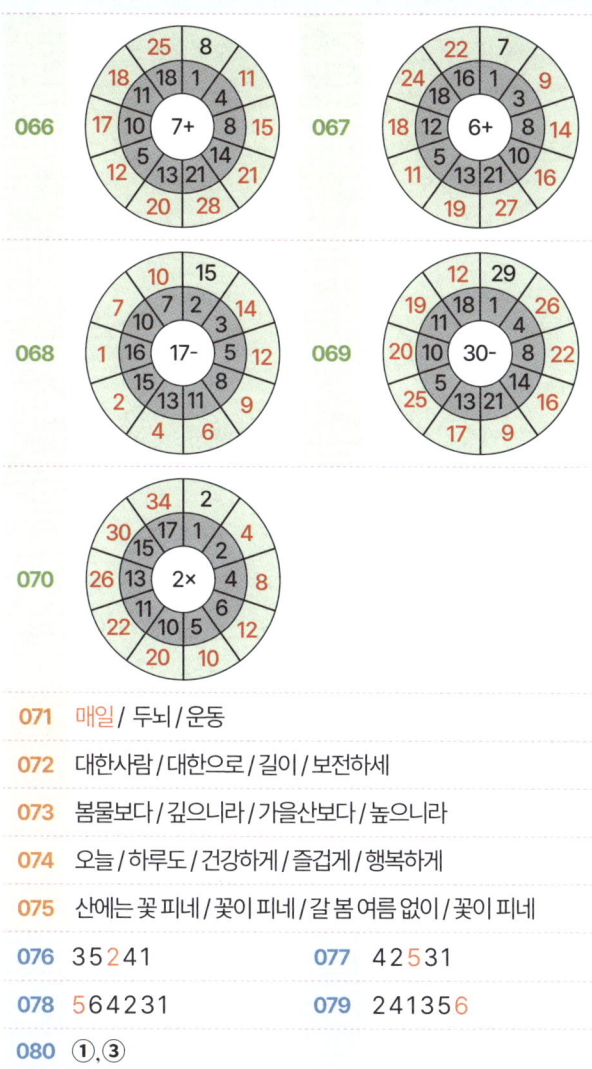

071	매일 / 두뇌 / 운동
072	대한사람 / 대한으로 / 길이 / 보전하세
073	봄물보다 / 깊으니라 / 가을산보다 / 높으니라
074	오늘 / 하루도 / 건강하게 / 즐겁게 / 행복하게
075	산에는 꽃 피네 / 꽃이 피네 / 갈 봄 여름 없이 / 꽃이 피네
076	35 2 41
077	42 5 31
078	5 64231
079	24135 6
080	①, ③

ANSWER

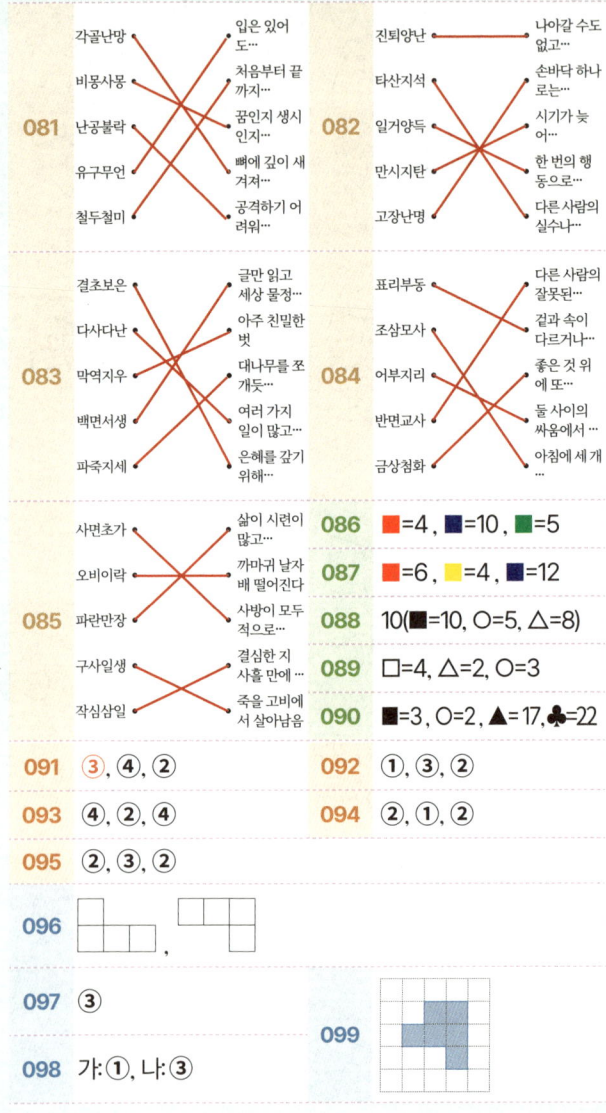

100 (가) / (나)

101 일본, 캐나다, 노르웨이, 멕시코, 벨기에

102 탬버린, 태평소, 피아노, 가야금, 바이올린

103 토마토, 앵두, 오렌지, 청포도, 복숭아

104 자전거, 승강기, 스케이트, 오토바이, 케이블카

105 평창, 순천, 금산, 달성, 울릉도

106

5	10	15	8	7	15
3	15	18	10	6	16
8	25	+	18	13	+

107

12	8	20	17	3	20
16	17	33	2	10	12
28	25	+	19	13	+

108

10	5	5	30	20	10
6	3	3	15	10	5
4	2	−	15	10	−

109

18	11	7	21	12	9
12	4	8	15	7	8
6	7	−	6	5	−

ANSWER

110						
	2	7	14	4	8	32
	5	3	15	3	12	36
	10	21	×	12	96	×

111 파랑 초록 주황 빨강 / 빨강 보라 검정 파랑 / 초록 파랑 빨강 노랑 / 보라 노랑 주황 검정

112 빨강 검정 주황 초록 / 파랑 빨강 노랑 보라 / 초록 보라 파랑 검정 / 노랑 초록 보라 빨강

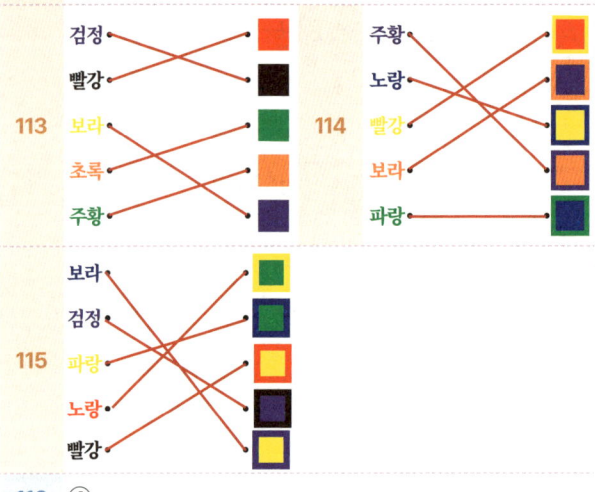

116 ④

117 (가) ① (나) ②

118 (가) ③ (나) ②

119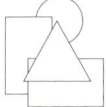

120

- 216 -

121

	비		포	도	당
	상		장		
소	금	쟁	이		
득			사	춘	기
세	무	사			름
		또	래		

122

무			치		
인	도	네	시	아	
도		집			
	주	름	살		참
	차		이	야	기
김	장				름

123

고	진	감	래		
속		사			말
도		패	물		레
로			고	양	이
	태	극	기		시
동	양				아

124

미	팅		튤	립	
니		콜		스	
스	플	라	스	틱	
커		랑		트	
트	렁	크		레	
		톤		스	타

125

울	보		당	현	
	름		첨	성	대
배	달	부			사
		귀		기	회
	환	영		념	
		화	장	품	

126

6	7	7	8	3	2
1	7	2	9	4	1
4	6			7	9
5	3		10	2	7
8	7	6	5	5	6
1	9	3	2	7	1

127

6	8	6	7	3	12
1	7	2	14	4	14
4	6			11	9
9	13		15	3	7
14	7	10	5	5	6
1	9	13	2	4	11

128

9	2	8	8	5	8	9	9
9	22	2	5	4	1	4	4
7	9	5	1	2	8	7	10
20	3	1		6	2	8	
1	14	5	17	1	2	2	7
2	6	2	1	2	8	7	10
6	4	2	5	6	8	5	6
3	11	8	1	2	1	4	3

129

3	4	4	2	6	5	8	2
4	2	2	8	9	2	6	3
7	2	5	7	2	5	8	3
7	4	8		12	4	7	9
4	3	7			6	8	6
2	6	1	7	6	6	8	6
2	4	8	2	1	5	5	2
1	2	11	3	7	15	2	7

130

8	6	9	3	8	20	1
9	21	13	2	9	3	9
7	5	4	4	7	9	9
7	11	5	10	4	7	4
15	4	2	9	2	3	2
12	7	22	13	20	11	14
7	2	4	1	6	3	12

ANSWER

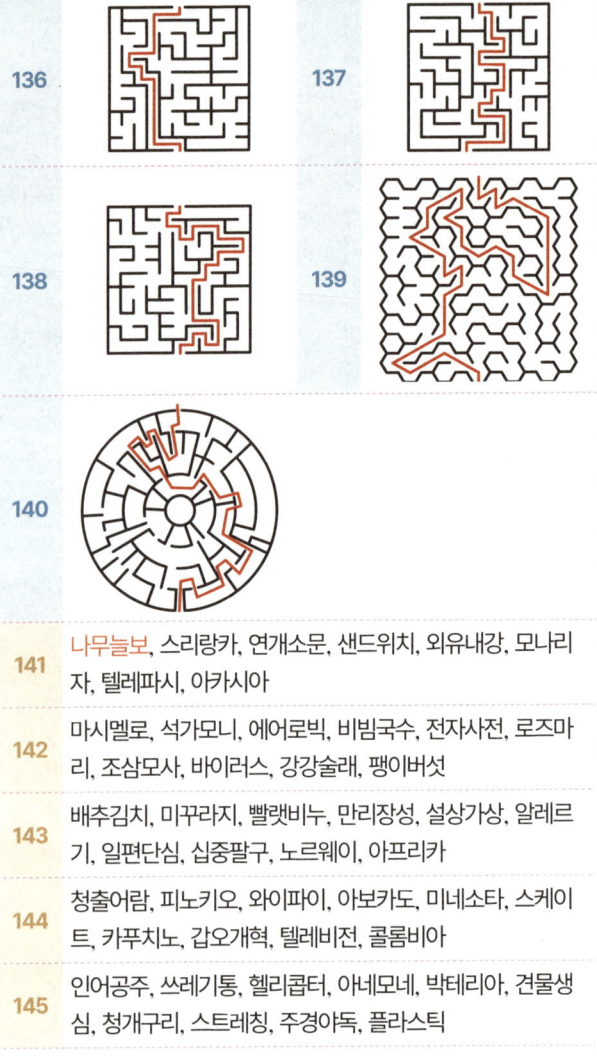

141	나무늘보, 스리랑카, 연개소문, 샌드위치, 외유내강, 모나리자, 텔레파시, 아카시아
142	마시멜로, 석가모니, 에어로빅, 비빔국수, 전자사전, 로즈마리, 조삼모사, 바이러스, 강강술래, 팽이버섯
143	배추김치, 미꾸라지, 빨랫비누, 만리장성, 설상가상, 알레르기, 일편단심, 십중팔구, 노르웨이, 아프리카
144	청출어람, 피노키오, 와이파이, 아보카도, 미네소타, 스케이트, 카푸치노, 갑오개혁, 텔레비전, 콜롬비아
145	인어공주, 쓰레기통, 헬리콥터, 아네모네, 박테리아, 견물생심, 청개구리, 스트레칭, 주경야독, 플라스틱

146 ㉠ 18 ㉡ 2

147 ㉠ 6 ㉡ 20 ㉢ 2

148 3, 9 / 5, 7

149 ㉠ 2, 5 / 3, 4   ㉡ 3, 4 / 9, 2 또는 2, 4 / 9, 3

150 ㉠ ÷, − ㉡ ÷, − ㉢ ×, ×

151

갉	걁	갉	걁	걹	걁	곪	걁
곪	갑	걱	**갉**	걍	갉	걁	갉
갉	걱	곪	갉	긁	긹	걁	갉
갉	굵	걁	걁	겱	갉	걁	갉
갉	**갉**	걁	갉	걁	겱	걁	갉
곪	굵	굵	갉	굵	**갉**	걁	걁
걁	걁	걁	곪	갉	갑	걁	걁
곪	곪	걁	걁	곰	곪	곪	걁

152

덝	둙	닭	닥	덝	닭	닳	돍
덞	닳	닭	닥	돍	둙	딞	덝
닭	덝	돍	닭	닳	**닭**	닭	둙
딞	**닭**	닭	덞	돍	덝	딞	닭
닳	닥	덝	돍	닭	닳	닳	닳
덝	닳	닭	닭	닥	닳	돍	닭
돍	닭	닭	닳	닳	**닭**	닭	닳
닳	돍	닭	덞	덝	닭	둙	닭

153

잧	찮	찾	찲	찪	칧	찬	찻
칧	청	찾	찿	잧	찲	찪	찻
찮	찪	찬	찿	**찮**	청	찻	칧
잧	찲	찾	찮	찾	찻	찮	찻
찮	찾	청	찲	찬	찻	찪	청
찪	찻	잧	찲	찮	찿	찲	찬
찬	찮	칧	찲	청	찾	**찮**	찪
찲	청	찾	찮	찿	잧	찮	찻

154

밝	볶	밝	밝	밝	밞	밟	볶
볶	밝	밝	밝	볶	밞	벎	**밟**
밧	**밟**	밝	벌	밖	볶	밝	밞
밝	볶	밝	밝	밞	벎	밝	밞
밞	밖	볶	밝	밞	볶	복	볶
벌	벎	밝	밝	밞	밝	벌	밞
밞	밝	볶	벌	**밟**	밝	밖	벎
밝	볶	볶	밝	볶	볶	밝	밝

155

핡	훑	훅	핧	핝	핥	훅	**핥**
헕	핥	함	향	훅	훑	핥	핡
흘	헕	핥	헕	**핥**	볶	헕	훑
함	훑	흘	핥	할	헕	향	함
훑	핥	**핥**	핥	핥	향	흘	훑
향	핥	훑	헕	헕	핥	**핥**	흘
할	헕	훑	훅	핥	핡	훅	헕
핥	헕	헕	핥	핥	할	함	

ANSWER

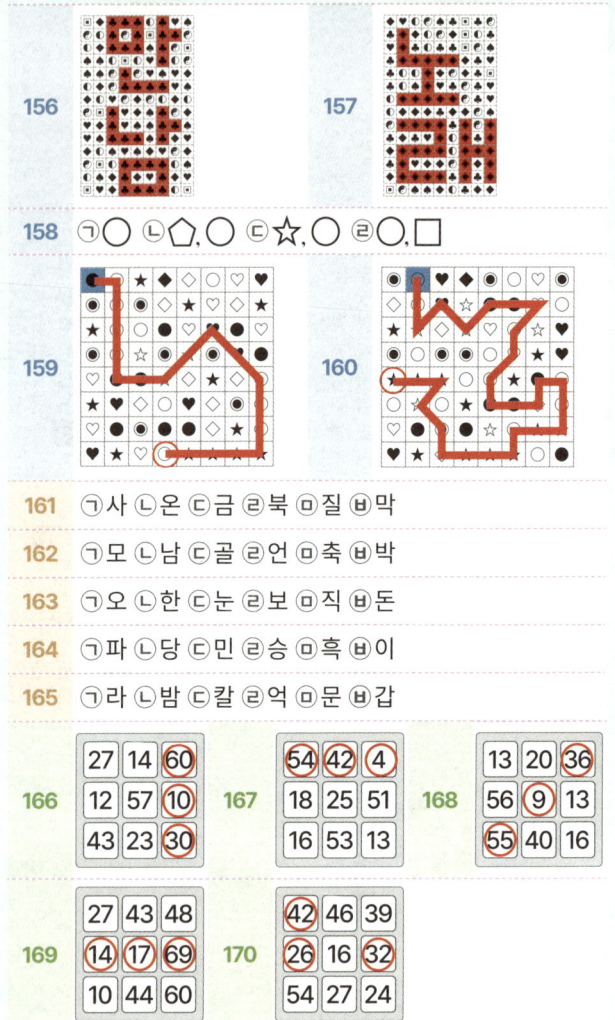

171	세면대 / 치약 / 수건 / 비누 / 샤워기 / 샴푸 / 슬리퍼 / 거울(가운)
172	싱크대 / 머그컵 / 쟁반 / 냄비 / 숟가락 / 국자 / 주전자 / 가스레인지
173	의사 / 간호사 / 주사기 / 처방전 / 물리치료 / 응급실 / 진료실 / 수술실
174	통장 / 비밀번호 / 계좌이체 / 잔액 / 대출 / 금리 / 적금(저금) / 청원경찰
175	여권 / 면세점 / 비행기 / 탑승권 / 터미널 / 승무원 / 수하물 / 조종사
176	④
177	④
178	⑤

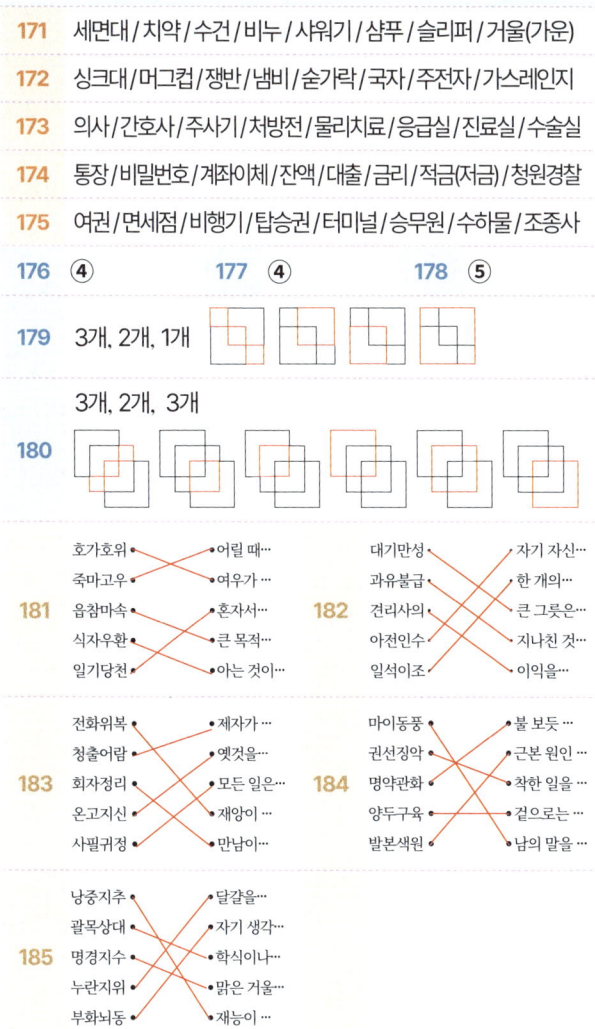

186
5, 30

187
50, 15, 50

188

50	55	60	65	70	75
47	52	57	62	67	72
44	49	54	59	64	69
41	46	51	56	61	66
38	43	48	53	58	63
35	40	45	50	55	60

189

100	97	94	91	88	85
96	93	90	87	84	81
92	89	86	83	80	77
88	85	82	79	76	73
84	81	78	75	72	69
80	77	74	71	68	65

190

1	2	3	4	5	6	7	8
	3	5	7	9	1	3	5
		8	2	6	0	4	8
			0	8	6	4	2
				8	4	0	6
					2	4	6
						6	0
							6

191
①, ④, ③, ①

192
③, ④, ②, ③

193
③, ①, ③, ②

194
③, ④, ②, ③

195
①, ③, ②, ③

매일 5분 뇌챙김 프로젝트
액티브 시니어 두뇌 운동 포켓 퀴즈

1판 1쇄 펴냄　2024년 5월 20일

지은이　WG Contents Group

펴낸곳　㈜북핀
등록　제2021-000086호(2021. 11. 9)
주소　경기도 부천시 조마루로385번길 92
전화　032-240-6110 / 팩스　02-6969-9737

ISBN　979-11-91443-24-0　12690
값　13,000원

이 책은 이 책은 저작권법에 따라 보호받는 저작물이므로 무단전재와 무단복제를 금합니다.
파본이나 잘못 만들어진 책은 구입하신 서점에서 바꾸어 드립니다.
Copyright ⓒ 2024 by WG Contents Group
All rights reserved. No part of this publication may be reproduced, stored in a retrieval system, or transmitted in any form or by any means, without the prior written permission of the publishers.